O ANO DA CÓLERA

SYLVIA COLOMBO

O ANO DA CÓLERA

PROTESTOS, TENSÃO E PANDEMIA EM 5 PAÍSES DA AMÉRICA LATINA

Rocco

Direitos para a língua portuguesa reservados
com exclusividade para o Brasil à
EDITORA ROCCO LTDA.
Rua Evaristo da Veiga, 65 – 11º andar
Passeio Corporate – Torre 1
20030-021 – Rio de Janeiro – RJ
Tel.: (21) 3525-2000 – Fax: (21) 3525-2001
rocco@rocco.com.br
www.rocco.com.br

Printed in Brazil/Impresso no Brasil

Preparação de originais
RAFAEL MEIRE

CIP-Brasil. Catalogação na fonte nacional.
Sindicato Nacional dos Editores de Livros, RJ.

Colombo, Sylvia
C688a O ano da cólera : protestos, tensão e pandemia em 5 países da América Latina / Sylvia Colombo. – 1. ed. – Rio de Janeiro : Rocco, 2021.

ISBN 978-65-5532-086-2
ISBN 978-65-5595-056-4 (e-book)

1. Colombo, Sylvia – Narrativas pessoais. 2. América Latina – Política e governo. 3. América Latina – Condições econômicas. 4. América Latina – Condições sociais. 5. COVID-19 (Doenças). 6. Epidemias. I. Título.

21-69290 CDD: 320.98
CDU: 32(8)

Leandra Felix da Cruz Candido – Bibliotecária – CRB-7/6135

O texto deste livro obedece às normas do
Acordo Ortográfico da Língua Portuguesa.

SUMÁRIO

INTRODUÇÃO

O ano da cólera e o ano da peste

Na noite de sexta-feira, do dia 18 de outubro de 2019, sentei-me à mesa de um restaurante em La Paz acompanhada de um grupo de amigos, todos correspondentes internacionais de diferentes veículos estrangeiros. Havíamos tido uma jornada cansativa. Faltavam dois dias para a eleição presidencial na Bolívia, e o clima já era tenso. Afinal, o então mandatário Evo Morales concorria a um quarto mandato, de modo duvidoso, ou seja, burlando a Constituição de seu país. A oposição, por sua vez, vinha realizando manifestações contra essa candidatura.

Todos havíamos passado o dia trabalhando, fosse entrevistando habitantes de La Paz ou de El Alto (cidade de trabalhadores que fica na região metropolitana da capital), ou políticos. Ou, ainda, tentando passar uma ideia, da melhor maneira possível, de como vinha sendo aquele processo eleitoral. Não desconfiávamos, àquela altura, de que este último viraria uma grande novela, tão longa e violenta que só terminaria, mesmo, em 18 de outubro do ano seguinte, com a eleição sendo refeita.

Alguns de nós tínhamos acabado de cobrir as manifestações no Peru, por ocasião da crise que culminou na dissolução do Congresso pelo então presidente Martín Vizcarra. Outros vinham do Equador, cobrindo os protestos em que indígenas se rebelavam contra um reajuste no preço dos combustíveis, decretado pelo governo como recurso para cumprir os termos de um acordo com o FMI.

Agora, na Bolívia, também antevendo turbulências, recarregávamos as energias, pois muito provavelmente noites maldormidas nos aguardavam.

Tínhamos acabado de pedir os pratos quando um de meus colegas recebeu uma mensagem pelo celular, olhando incrédulo para a tela. Perguntamos o que era e ele disse apenas essas palavras: "Sebastián Piñera declarou estado de emergência no Chile."

No Chile? Como assim? Aquele país que todos costumam tomar como um exemplo de estabilidade? Não podia ser verdade. Sabíamos que havia descontentamento no ar, e que a popularidade do presidente Piñera andava em baixa. Mas o fato é que as imagens de jovens pulando as catracas do metrô evoluíram muito rapidamente para ataques contra estações, manifestações com sujeitos encapuzados e vandalizações (com uma repressão muito forte por parte dos *carabineros*); eram imagens realmente surpreendentes e impactantes.

Na nossa cabeça de repórteres, porém, já sabíamos o que nos esperava. Será que, depois de ter emendado viagens para Lima, Quito e La Paz, teríamos agora de ir a Santiago?

A vida de correspondente internacional às vezes parece bastante glamourosa. Sem dúvidas, ela é repleta de momentos únicos, como o de nos permitir viver a história enquanto ela acontece e, ao longo da vida, tecer amizades com colegas de várias partes do mundo. Além disso, nos faz conhecer paisagens, personagens e realidades que, enfim, são uma verdadeira universidade sobre os tempos em que vivemos.

Há vezes, porém, em que o corpo reclama, e você se dá conta de que há mais de um mês não vai para casa; ou de que a cada tanto dorme em camas diferentes — acordando meio confusa sem saber em que cidade está. Também dói muito na alma sentir tão de perto o drama das injustiças, das desigualdades e dos autoritarismos. E mesmo que lhe digam um montão de vezes que tudo isso se ameniza com o tempo, não adianta: trata-se de um sentimento com o qual é impossível se acostumar.

Por outro lado, uma notícia como a da declaração de estado de emergência no Chile excita e instiga qualquer jornalista. E me lembro de que, naquele mesmo jantar, nós nos perguntávamos sobre os motivos de estar ocorrendo uma revolta atrás da outra na América Latina, ou seja, de as coisas acontecerem daquela maneira, como num efeito dominó.

A parte de mim que é jornalista faz com que eu me recuse a teorizar muito sobre os fatos, ainda mais quando se trata de realidades tão distintas como as dos países em questão. Prefiro o salvo-conduto que a nossa profissão nos dá de "apenas" relatar e iluminar os assuntos do modo o mais acurado possível, deixando o leitor livre para que tire suas próprias conclusões.

Já o meu lado de historiadora faz com que eu rejeite colocar eventos considerados "parecidos" num mesmo balaio. Ao longo do tempo, à medida que fui me especializando em história da América Latina e na cobertura de seus processos políticos, passou a me irritar muito quando as pessoas diziam que por essas bandas (fora das fronteiras do Brasil) era "tudo a mesma coisa", que vivíamos em uma região instável onde "tudo dava errado".

Essa não me parece uma reflexão séria, e, sim, a descrição de uma espécie de maldição eterna que, antes, diz respeito mais ao terreno das crendices e dos preconceitos do que propriamente do conhecimento e da análise cuidadosa dos fatos.

Não há como negar, porém, que há pontos de contato entre as histórias dos países que viveram alguma convulsão social ou transformação importante no ano de 2019. E que esses pontos estão relacionados a uma certa sincronicidade dos eventos. Nosso passado colonial em comum e os períodos ditatoriais que vivemos deixaram chagas abertas que ainda latejam.

Porém, é importante ressaltar que cada momento de ebulição social e política é fruto de uma conjuntura e de um contexto que são específicos do país no qual eles ocorrem. Ao observá-los um por um, vamos perceber que há diferenças culturais e de tradição política em cada um deles — sem esquecer, também, que todos produziram homens e mulheres que foram personagens históricos únicos, cada qual tendo um impacto distinto nos aspectos político, cultural e social na trajetória de seus respectivos países.

Não se pode deixar de mencionar, ainda, a herança de caráter multiétnico e multifacetado dos povos originários de cada país. Em alguns deles, como o Equador e a Bolívia — muito regidos por essa herança —, há, por exemplo, uma maneira particular de interpretar situações e conceitos complexos como os de justiça ou de vida em comunidade. Trata-se de algo que ocorre, embora em menor escala, também em certas regiões do Chile e da Argentina. Esse aspecto deve, portanto, ser levado em conta.

Por fim, nunca é demais lembrar que a geografia e o clima de determinada região também são fatores que influenciam o modo como se dá o desenvolvimento de uma sociedade.

Quando a ideia deste livro surgiu, fiz questão de concebê-lo de maneira que cada caso fosse visto em sua especificidade. As razões pelas quais houve (e em alguns casos continua havendo) protestos e transformações em vários países da região nos levam a investigar certas convergências entre os acontecimentos políticos desses mesmos países. Mas, de modo algum essas convergências se dão apenas porque somos todos latino-americanos. Em outras palavras, há diferenças cruciais, que não devem ser ignoradas, entre os processos históricos de cada país em particular.

São abordados aqui Chile, Bolívia, Venezuela, Argentina e Uruguai, mas há outros que se encaixariam no mesmo recorte, como o Peru, o Equador e a Colômbia.

Este trabalho só foi possível porque tive o apoio e o incentivo do jornal no qual trabalho, a *Folha de S.Paulo*. Há mais de dez anos, cubro os acontecimentos na América Latina para esse veículo, que valoriza muito a observação dos acontecimentos *in loco*. Não fosse o investimento da *Folha* no trabalho de seus correspondentes, portanto, nada disso seria possível.

Num momento de crise econômica e de grandes incertezas com relação ao próprio modelo de indústria jornalística, é preciso que se reflita sobre o modo como as notícias são apuradas e transmitidas ao público. É fácil imaginar, no atual contexto, o motivo pelo qual muitos donos de veículos preferem abrir mão de ter correspondentes em várias partes do mundo: trata-se de um investimento caro, afinal, há que se manter o profissional com boas condições de vida e de trabalho num país estrangeiro. E quando o mesmo vai às ruas para qualquer tipo de reportagem, e tem menos apoio da empresa em que trabalha por conta da distância física, é sempre um risco que se corre.

Além disso, quando se adota um sistema de rotatividade desses profissionais, demora muito para que eles construam sua carteira de fontes e possam ter acesso a informações exclusivas. É um investimento de longo prazo. Por outro lado, quando um correspondente permanece muito tempo num mesmo posto, ele corre o risco de incorporar os vícios da imprensa local, ou mesmo de incorporar visões e sensibilidades que deixam de ser estrangeiras. É algo em relação a que devemos estar sempre vigilantes, afinal, o papel de um correspondente é o de ser os olhos do leitor de seu país de origem.

Por fim, existem as agências de notícias, que apesar de funcionarem segundo um modelo que também está em crise, muitas vezes veiculam informações sobre o que ocorre nos EUA, no Japão ou na Venezuela de maneira mais rápida.

Apesar de todos os motivos que têm levado muitos veículos a deixarem de manter correspondentes no exterior, é preciso, na hora de se fazer essa conta, considerar o que um correspondente significa do ponto de vista da qualidade do material jornalístico que entrega.

Um correspondente vive *full time* seu trabalho de reportar. Ele não se ocupa, por exemplo, da série de notícias do dia — como fazem as agências — enquanto itens a serem comercializados. Seus textos, assim, costumam oferecer atrativos únicos, que trazem a sua assinatura e a do veículo em que trabalha.

É preciso considerar, ainda, que, ao manter um correspondente, o meio de comunicação poderá ter a certeza de que terá material exclusivo. Escapará, também, dos lugares-comuns oferecidos pelas agências que, afinal, poderiam estar em qualquer outro veículo — não fazendo grandes distinções entre uma publicação e outra, no sentido de levar em conta o leitor que consome seus serviços.

Por fim, o correspondente humaniza a narrativa dos fatos e, quando seu trabalho é bem-feito, faz com que o leitor se transporte para o local onde eles ocorreram, permitindo-lhe sentir a notícia de maneira mais viva e mais próxima.

Mas voltemos ao tema do livro. Se em 2019 vivemos várias explosões e transformações sociais e políticas em toda a região, em 2020 a América Latina foi impactada por um inimigo em comum: o coronavírus. Este é o recorte temporal deste livro e, como qualquer recorte, tem algo de arbitrário. É baseado em experiências profissionais vividas por esta repórter ao longo desses dois anos atipicamente agitados que sacudiram a América Latina.

Os protestos e as transformações políticas do ano de 2019, cada um deles com as particularidades de cada país, foram, de certa forma, uma resposta às políticas de ajuste das gestões que vieram depois da chamada "onda vermelha". Formada por governos ditos de esquerda e populistas que, possibilitados pelo "boom das commodities", elevaram o gasto público, essa onda de certo modo se desfez quando uma desaceleração econômica mundial começou a se anunciar.

O período das benesses ocorreu, de um modo geral, entre 2003 e 2013, momento em que produtos como a soja, o cobre e o petróleo tiveram aumentos de venda significativos, causados, principalmente, pela expansão da economia chinesa.

Nos países da América Latina, a entrada de recursos num volume muito mais alto do que o normal permitiu a realização de investimentos em serviços públicos e uma enorme transferência de renda. Isso se deu por meios diversos, de planos de assistência social a investimentos em infraestrutura, com obras que empregaram muita gente. Uma nova classe média foi criada na maioria desses países.

Porém, esse ciclo sofreu um revés quando a economia mundial começou a desacelerar. Isso colaborou para o desgaste desses governos, a maioria deles de esquerda ou de centro-esquerda, ao mesmo tempo em que líderes de centro-direita ou de direita passaram a surgir como opções. Entre eles, havia os que se apresentavam como *outsiders*, que se diziam "apolíticos" ou "gestores" e que repudiavam ser situados ideologicamente entre "direita" e "esquerda". De saída, os que chegaram ao poder tiveram de lidar com a necessidade de tomar medidas impopulares, como ajustes fiscais e retração do gasto social.

O melhor exemplo desse estado de coisas é Mauricio Macri, que surgiu na Argentina com a promessa de acabar com o esbanjamento de recursos e com a corrupção do kirchnerismo — a versão argentina da chamada "onda vermelha". As medidas de Macri de promover, ainda que de maneira gradual, cortes de subsídios aos principais serviços (como luz, transporte e água) geraram índices de rejeição que só fizeram crescer ao longo de sua gestão, até que acabaram por minar completamente sua popularidade.

As pessoas saíram às ruas para protestar contra ele e sua política, principalmente depois do pedido de empréstimo que fez ao FMI, em 2018. Quando chegou o momento de ir às urnas, no ano seguinte, votou-se raivosamente contra Macri. Neste ínterim, houve uma renovação do apoio ao peronismo, impulsionado também pelos movimentos feministas. Os peronistas, então, voltaram ao poder, embora na figura do ex-chefe de gabinete de Néstor Kirchner e de sua viúva e ex-presidente da República Cristina Kirchner — dois velhos conhecidos dos argentinos. O surgimento de uma renovada militância peronista pôs acento em algumas pautas. Isso, por exemplo, levou à aprovação da lei do aborto, em dezembro de 2019.

Dentre os governos populistas em questão, outro que teve um final amargo foi o de Evo Morales, na Bolívia, país que depois de 14 anos de crescimento constante, de bonança econômica e de avanços na área social viu a gestão de seu presidente ser posta em xeque pela desaceleração da economia mundial e, principalmente, pelo aumento de seu autoritarismo. Tendo chegado perto de se transformar em um autocrata, Morales acabou sendo forçado a deixar o poder.

No ano em que seu partido, o MAS, ficou fora do governo (entre a renúncia de Morales em 10 de novembro de 2019 e a posse de seu sucessor, Luis Arce, em 8 de novembro de 2020), um governo ilegítimo de direita também optou por uma política de ajustes. Nessa ocasião, porém, o MAS foi mais forte, e desenhou uma estratégia para retomar o comando do país de modo quase épico.

Outro caso que merece ser mencionado aqui é o do Equador. Depois de anos de uma gestão populista, que endividou o país, mas que aumentou o gasto social mediante investimentos inéditos em saúde, educação e assistência social, Rafael Correa tampouco soube enfrentar o desgaste que sua imagem sofreu diante da diminuição do ritmo de crescimento, além do surgimento de casos de corrupção que o envolveram, junto com seu círculo de poder.

Assim, mesmo conseguindo eleger seu sucessor, Lenín Moreno, houve uma crise no país, e ambos terminaram como inimigos pessoais e rivais políticos. Moreno teve de contrair dívida com o FMI, e a contrapartida foi enxugar subsídios e aumentar tarifas. Nesse caso específico, o que deu início às tensões sociais foi o aumento dos preços do combustível. Foi então que representantes de distintas nações indígenas, vindos dos Andes e da Amazônia, chegaram a Quito e organizaram protestos que duraram semanas, espalhando barreiras em vários pontos da cidade e enfrentando a repressão com o próprio corpo.

Os protestos pareceriam algo pontual se não revelassem um conflito antigo que habita a sociedade equatoriana. É que, até hoje, esta não soube conciliar as diferenças entre os setores descendentes de europeus e as distintas tradições culturais de suas comunidades indígenas — povos originários da região que hoje se conhece como Equador.

Embora o conflito tenha chegado a um termo, por meio de um acordo, a situação continua latente e só foi interrompida pela pandemia, que castigou o país de forma terrível. Afinal, as imagens mais impactantes da primeira onda do coronavírus, na América Latina, foram as de Guayaquil, em que corpos eram deixados nas ruas porque o sistema público não dava conta de recolher os mortos, além das imagens de enterros coletivos e de hospitais colapsados.

Guayaquil é a capital financeira do país e uma cidade portuária onde o vírus chegou rápido. Os equatorianos são uma comunidade grande na Espanha, e muitos deles tinham vindo passar as festas de fim de ano em Guayaquil, no final de 2019 e no início de 2020. O vírus, provavelmente, veio com esses viajantes. A trama que se iniciou em 2019 no Equador, portanto, segue em aberto, ao mesmo tempo em que o país andino se prepara para nova mudança no poder em 2021.

A Colômbia também viveu dias de tensão nas ruas. Apesar de não ter tido uma experiência populista de esquerda, o país viu, durante a gestão de Juan Manuel Santos (2010-2018), grandes transformações, que para os padrões colombianos podem ser consideradas progressistas. Foi nesse período que se chegou a um acordo de paz com a mais antiga das guerrilhas de esquerda então ativas na região, as Forças Armadas Revolucionárias da Colômbia (Farc). Porém, embora a violência e os homicídios tenham diminuído de modo contundente no país, isso foi visto pela direita mais tradicional como uma concessão inaceitável. Afinal, o acordo estipulava um tribunal especial para ex-guerrilheiros que estivessem dispostos a relatar o que ocorreu, fossem delitos em que eles mesmos haviam tomado parte, fossem aqueles sobre os quais detinham informações.

Nesse tribunal especial, podiam obter penas de prisão chamadas de "penas reparatórias", em formato de ajuda com trabalhos comunitários. Uma fatia importante da sociedade colombiana entendeu isso como uma anistia a criminosos, e não gostou da aprovação do tratado.

A imagem de Santos, em todo caso, melhorou muito diante do mundo. Tanto que, no final de 2016, ano em que o acordo foi por fim aprovado pelo Congresso, o então presidente ganhou o Prêmio Nobel da Paz. Dentro da Colômbia, porém, sua imagem se desgastou muito. A oposição, liderada pelo caudilho de direita e ex-padrinho político de Santos, Álvaro Uribe, começou a fazer uma campanha contra ele que envolvia uma série de fake news. Dizia-se, por exemplo, que o acordo iria destruir a família colombiana, que Santos era um "castro-chavista", e que a inserção de ex-guerrilheiros na sociedade era um absurdo.

Mas Santos nunca foi um político de esquerda. É, sim, um liberal na economia e nos costumes, que habitualmente apoia pautas de direitos individuais e tentou sugerir uma mudança na política de legalização das drogas, propondo abordagens menos punitivas. Seja como for, a direita mais conservadora deu o troco nas urnas, elegendo, em 2018, Iván Duque, um dos porta-vozes antiacordo de paz e apadrinhado de Uribe.

Duque, porém, carece do carisma de seu padrinho, e o fato é que começou a falhar em várias áreas. Ao não colocar nenhum entusiasmo, e ao fazer pouco esforço no sentido de cooperar com a implementação do acordo de paz — que ele teria de cumprir por dever constitucional —, ecos da guerra começaram a voltar no mundo rural colombiano, sob a forma de massacres de bandos de criminosos e de assassinatos de líderes sociais e de direitos humanos.

Além disso, Duque tentou implementar um programa de ajustes no formato de reformas, abarcando a reforma tributária, a trabalhista e a da previdência. O desgaste do presidente foi tanto que, pouco mais de um ano após sua posse, as pessoas foram às ruas em seguidas ondas de protestos. Em um deles, a forte repressão resultou na morte de um manifestante, o jovem Dilan Cruz, de 18 anos. A indignação com relação a esse episódio foi tão grande que motivou mais e mais protestos. Desta vez, com a imagem de Cruz como um mártir a ser vingado.

A Venezuela, por sua vez, continuou vivendo a sua própria crise em 2019, que vinha se agravando desde 2017 quando o regime elegeu uma espécie de congresso paralelo (a Assembleia Nacional Constituinte) para calar o verdadeiro Congresso, formado em sua maioria por opositores. Em 2017, as marchas e manifestações tinham sido violentas e intensas, assim como a onda de protestos de 2014.

Já em 2018 o país havia entrado numa espécie de letargia. Resignadas, as pessoas haviam perdido a esperança nas manifestações de rua. Além disso, a crise econômica e o desabastecimento de remédios e de alimentos eram tão intensos que quem havia passado meses protestando decidiu dar um tempo e ir resolver seus problemas mais cotidianos: falta de luz e de água, a moeda que perdia valor rapidamente, familiares internados sem condições de tratamento devido à escassez de insumos e de médicos etc. Isso para não falar dos milhares de venezuelanos que decidiram se juntar àqueles que já haviam saído do país. Pode-se dizer que apenas uma minoria de oposicionistas seguiu pensando no próximo passo a ser dado.

Mas ele veio, e foi justamente em 2019, com a eleição de Juan Guaidó como líder da Assembleia Nacional opositora e com a convocação do povo às ruas para apoiá-lo. A ideia era declarar a Presidência vaga, uma vez que o ditador Nicolás Maduro havia ganhado as eleições de modo irregular. Assim, Guaidó declarou-se "presidente encarregado".

Todo o ano de 2019 na Venezuela esgotou-se nessa esperança. Guaidó começou com muito respaldo popular e angariou vários apoiadores fora do país, mas cometeu erros, demorou a cumprir com o prometido e foi punido pela falta de apoio que, pouco a pouco, o deixou sozinho.

Em dezembro de 2020, houve eleição para a nova Assembleia Nacional. Guaidó convidou os partidos de oposição a não participar e a continuarem seguindo-o. De fato, foi uma eleição esvaziada em termos de votação, boicotada pela oposição. Ainda assim, mesmo com Guaidó e seu grupo chamando atenção para o caráter fraudulento e não reconhecido da eleição, os eleitos (a maioria chavista) entraram no edifício legislativo e tomaram posse em cinco de janeiro de 2021.

Com isso, o chavismo voltou a entrar pela porta da frente do Palácio Federal Legislativo, e Guaidó ficou a ver navios, agarrando-se a apoios que tem no exterior e à ideia de que haverá, ainda, um retorno da população às ruas pedindo que ele continue a lutar pelo fim da ditadura.

O Chile é um dos países que mais se inflamaram em 2019, com injustiças sociais e insatisfações populares que vieram se acumulando desde os tempos da ditadura e do processo de redemocratização.

É um dos casos mais interessantes deste período. Afinal, as manifestações resultaram na escolha de uma via decididamente democrática para o país, cujo processo de transformação deve continuar nos próximos meses e anos.

A pressão da sociedade nos protestos foi tão grande que o governo foi obrigado a ceder em relação a uma questão que, desde os tempos da redemocratização, era muito difícil de ser abordada: a de se redigir uma nova Constituição que substituísse a que estava vigente desde 1981, durante a ditadura Pinochet. O líder do país, Sebastián Piñera, em baixa e sem alternativas para acalmar os protestos, convocou um plebiscito, que foi realizado em outubro de 2020. A opção pelo "sim", isto é, por se redigir uma nova Carta, ganhou de lavada.

E, mais do que isso, uma mensagem foi dada aos políticos: a de que seria necessário renovar o sistema e o modo de funcionamento do país. Isso porque a maioria decidiu que a nova Constituição seria redigida por um grupo inteiramente novo de pessoas, ou seja, sem os políticos que hoje estão no Congresso.

Decidimos incluir o Uruguai no livro por conta de sua excepcionalidade na América Latina, que sempre causa muita curiosidade e interesse. Entre os países aqui abordados, ele é o único em que não houve protestos massivos, mas sim uma consolidação de sua democracia, ela própria já bastante sólida. Trata-se de um país que atravessou um período de crescimento e de avanços progressistas em leis de direitos civis durante um governo de centro-esquerda que durou uma década e meia. Depois, passou por uma transição pacífica do poder, que foi então ocupado por uma liderança de centro-direita.

O resultado disso vem sendo a construção de uma sociedade mais igualitária e empática. Um verdadeiro exemplo — com imperfeições e obstáculos, é claro — para os demais países. O Uruguai também foi uma referência em seu combate ao coronavírus, com uma estratégia eficiente de testes e de rastreamento de casos no início da pandemia.

No começo de 2021, porém, essa situação começou a mudar e a se agravar, com a transmissão comunitária do vírus forçando o aumento da curva de contágios.

Outro país que, nesse mesmo período, viveu dias de vertigem, transformação e dor foi o Peru. Desde 2016, o país vive tempos incertos, quando uma fraca coalizão elegeu um presidente frágil, Pedro Pablo Kuczynski — aceito pela oposição apenas porque ele era a única opção para que o país não voltasse ao fujimorismo. Sua principal rival no segundo turno foi Keiko Fujimori, filha do ditador Alberto Fujimori, que durante sua gestão (1990-2000) deu um autogolpe, fechando o Congresso. Cometeu, também, crimes de lesa-humanidade e delitos de corrupção.

Hoje Fujimori está preso, tendo sido condenado a uma pena de 25 anos. O fujimorismo, porém, continua vivo. A princípio, era uma corrente ideológica populista de direita, mas que, com o tempo, passou a ser representada por políticos conservadores e corruptos.

O problema é que PPK (como Kuczynski é conhecido) foi eleito com uma minoria de apoiadores no Congresso, e a bancada fujimorista, tendo a maioria, fez a vida do então mandatário impossível, obstaculizando propostas e, até, afastando por vias legais ministros e funcionários indicados por ele.

O peculiar sistema político peruano, uma mistura de parlamentarismo com presidencialismo, permite que as destituições (tanto do Congresso por parte do presidente como do presidente por parte do Congresso) ocorram de modo muito mais rápido do que em outros países.

Com isso, os fujimoristas conseguiram fazer pressão pela renúncia de PPK —acusado de participar de escândalos de corrupção — após duas tentativas de "vacância", um processo parecido com um impeachment. Em contrapartida, o próprio fujimorismo também se desgastou, e foi se enfraquecendo ao longo dos anos, passando por um fenômeno que, ao fim e ao cabo, representa um problema para o país, o da fragmentação dos partidos.

Afastado PPK, assumiu seu vice, Martín Vizcarra. Este, porém, também foi submetido a um processo de vacância pelo Congresso, vinte meses depois. Destituído, deixou um vazio de poder no país, que ficou vulnerável a avanços oportunistas. Foi então que um líder de trajetória insignificante ocupou o cargo, mas por apenas cinco dias: Manuel Merino de Lama. Após a tentativa frustrada de ficar no poder, este também foi levado a desistir. Em meio à pandemia e com a população castigada por seus impactos sanitários e econômicos, o país irá às urnas em abril de 2021, na esperança de renovar tanto a Presidência como o Congresso.

Se há um país que vem atravessando uma situação particularmente difícil, agravada de maneira aguda pela pandemia, este é a Nicarágua. Com um presidente negacionista com relação ao coronavírus — assim como no Brasil —, sabe-se pouco sobre o real impacto da pandemia por lá, embora imagens e informações que circulam por meio de fontes médicas independentes apontem para uma situação muito grave, com hospitais colapsados e enterros ocorrendo de modo clandestino durante as madrugadas.

Daniel Ortega, ex-líder revolucionário e um dos ícones do sandinismo, agora é um ditador, e vem implementando um sistema de partido único ao sufocar a oposição, roubar as siglas dos principais partidos e aprovar a reeleição indefinidamente em seu país. Ao lado da mulher, a também autoritária Rosario Murillo, vice-presidente do país, ele foi o responsável, em 2018, pela repressão a uma rebelião contra a reforma do sistema de seguros sociais, causando a morte de 328 pessoas. Em 2019, a mão de ferro de Ortega transformou a Nicarágua em um país resignado, em que donos de jornais e de meios de comunicação foram presos ou levados ao exílio.

Outro caso singular é o do México. Em 2018, a população estava cansada das alternativas já conhecidas, a saber, o PRI (Partido Revolucionário Institucional), um partido corrupto e que se afastou de seus ideais progressistas há muito tempo, e o PAN (Partido da Ação Nacional), partido de direita que havia começado uma guerra contra o narcotráfico que deixou mais de 250 mil pessoas mortas e trinta mil desaparecidas. Os mexicanos, então, decidiram votar na opção que restava.

Trata-se de Andrés Manuel López Obrador, que já havia concorrido duas vezes ao cargo e, neste pleito, representava a esquerda. Ou, pelo menos, era isso que parecia. AMLO (como é conhecido) fez propostas progressistas, como as de incluir as sociedades indígenas, baixar resoluções para solucionar e punir crimes contra os direitos humanos e, o mais importante, propor políticas de confrontação com relação aos EUA.

Antes de ser presidente, AMLO era um líder anti-imperialista, e havia feito vários ataques a Trump. Em 2018, o voto dos mexicanos foi muito influenciado pela frequente humilhação que vinha sendo imposta ao país, primeiro por Donald Trump quando este ainda era candidato e, depois, já como presidente dos EUA. Eleito, porém, AMLO praticamente transformou-se em outra pessoa, ou então passou a mostrar sua verdadeira identidade. Os mexicanos ainda se dividem quanto a isso.

Antes de tudo, mostrou-se subserviente a Trump, aceitando seus pedidos no que diz respeito à tentativa de frear a imigração vinda da América Central. Aceitou, além disso, a negociação de um novo acordo de livre comércio entre os países da América do Norte, enquanto que o Nafta (Tratado Norte-Americano de Livre Comércio), que existia antes, era mais vantajoso para o país.

O mais grave em sua gestão, porém, foi sua atitude com relação ao coronavírus. AMLO tem sido um negacionista, assim como Bolsonaro, Ortega e o próprio Trump (assim como o brasileiro e o norte-americano, acabou contaminando-se). Estimulou as pessoas a continuarem saindo às ruas e movimentando a economia popular, além de as encorajar a darem abraços e irem a restaurantes.

Críticas e pressões o fizeram retroceder, mas muito pouco. A administração da crise foi cheia de altos e baixos, e a situação do país é uma das mais graves da região. Veículos internacionais fizeram reportagens mostrando dados que contradiziam os do governo. Nestes, viam-se aumentos no número de mortes e de internações, ao contrário das cifras oficiais, que eram muito menores do que as reais.

O México é a segunda maior economia da América Latina. A primeira, o Brasil, além de alguns panelaços pontuais contra o presidente e seus três ministros da Saúde no período, não teve levantes populares expressivos em 2019, como ocorreu no Chile ou no Equador. Porém, a polarização no país, que já vinha de anos antes (desde o processo de impeachment da então presidente Dilma Rousseff, em 2016) aumentou.

A eleição de Bolsonaro, em 2018, representou um retrocesso conservador no país, junto a tentativas de implementação de reformas liberais. Bolsonaro, porém, foi se mostrando cada vez mais despreparado para lidar com as crises de seu governo, como a saída do ministro da Justiça, Sergio Moro, e os casos de corrupção envolvendo um de seus filhos.

Por fim, destaque-se o desleixo com que tratou a pandemia do coronavírus. Frases como "é só uma gripezinha" ou "eu não sou coveiro" revoltaram parte da sociedade e da classe política, que passou a pedir sua renúncia ou a abertura de um processo de impeachment. No começo de 2021, porém, mesmo com o Brasil de luto por seus mais de duzentos mil mortos e com uma performance pífia na economia, Bolsonaro, ainda assim, mantinha apoio legislativo suficiente para que continuasse no cargo.

Quando o coronavírus chegou à América Latina, a região era, já, um paciente com antecedentes clínicos e comorbidades, o que fez dela uma vítima fácil diante da letalidade da pandemia. Seus problemas históricos, compartilhados pela maioria dos países, tornaram-se mais evidentes: a injustiça e a desigualdade social, as baixas arrecadações dos Estados, a recessão posterior ao "boom das commodities", a deficiência dos fóruns de integração regional, as altas taxas de informalidade, entre outras peculiaridades.

Os processos iniciados em 2019 não se esgotaram, muito pelo contrário. Embora haja países que conseguiram canalizar suas injustiças — sempre grandes fontes de revolta — na direção de escolhas políticas verdadeiramente democráticas, como vem ocorrendo no Chile, também há outros países caminhando para governos ainda mais autoritários ou mesmo ditatoriais. Estes se valeram das medidas sanitárias e de quarentena para calar os protestos ou, simplesmente, para perseguir e prender opositores — como vem ocorrendo na Venezuela e na Nicarágua.

Em todos eles, porém, com a admirável exceção do Uruguai, uma coisa parece ter ficado clara enquanto mensagem: o cansaço de suas populações com relação ao modo de se fazer política tradicional. Já sabemos como esse desgaste pode ser daninho à democracia. De fato, há que se torcer para que as saídas para as crises nos países latino-americanos (que apontam veementemente para uma hostilidade contra os políticos de hoje) não nos levem a governos autoritários no futuro — algo que já vimos acontecer em outros países, e que não acabou bem.

CHILE

Enterrando o último resquício da ditadura

Chegar a Santiago para cobrir o plebiscito que definiria se a população queria ou não que o país tivesse uma nova Constituição foi como aterrissar numa cidade que tinha atravessado uma guerra ou sido varrida por alguma catástrofe natural.

Foi assim que vi a capital chilena quando nela desembarquei em 22 de outubro de 2020, apenas três dias antes da votação que havia sido convocada pelo presidente Sebastián Piñera para acalmar os ânimos de incansáveis manifestantes. Eles haviam estado nas ruas desde o dia 18 de outubro do ano anterior, parando apenas por alguns meses por conta da pandemia do novo coronavírus.

Seu grito havia ficado marcado nas pedras. Os muros da cidade, portas de lojas, estátuas e pontes estavam cheios de pichações com gritos de guerra e mensagens contra o governo. Uma das mais comuns era a que dizia: "Não são trinta pesos, são trinta anos." Ela fazia referência ao fato de que as manifestações não haviam começado apenas por conta de um aumento nas tarifas do metrô, mas sim por toda a injustiça social presente na sociedade desde o período da redemocratização.

De certa forma, essas pinturas contavam visualmente, e no espaço de apenas um ano, a história do turbulento período que o país havia vivido até ali.

A chaga que o Chile ainda tenta fechar, de fato, está aberta há muito tempo. Mais especificamente, desde a manhã do dia 11 de setembro de 1973, quando as Forças Armadas iniciaram uma movimentação para constranger o presidente socialista democraticamente eleito Salvador Allende e forçá-lo a deixar o poder.

Allende governava desde novembro de 1970, com uma agenda que prometia diminuir a terrível desigualdade que sempre castigou o Chile. Desde a campanha eleitoral, as forças que estavam desgostosas com sua candidatura — principalmente o empresariado capitalista e a aristocracia, com seus privilégios — haviam colaborado para, primeiro, tentar fazer com que sua eleição fosse impossível.

O que hoje chamamos de fake news abundavam no discurso de seus opositores. Foi sua primeira estratégia. Diziam que Allende iria instalar uma ditadura proletária, mudar o modelo econômico do país e promover transformações por meio da luta armada.

Só que era tudo falso.

Allende era um socialista que não aceitava outra via que não fosse a democrática para chegar ao poder e para realizar seus projetos. Tanto que o revolucionário Che Guevara, ao autografar um livro seu para entregá-lo ao chileno, escreveu: "Para Allende, que por outros caminhos busca conseguir o mesmo."

Segundo documentos que vieram a público ao longo das últimas décadas, ficou comprovado que os EUA de fato intervieram nas eleições chilenas, apoiando os grupos opositores a Allende. Entre os interesses norte-americanos no país, estavam suas grandes empresas de mineração, dedicadas principalmente ao cobre. Trata-se de um de seus principais produtos de exportação. O Chile é o maior produtor deste metal, responsável hoje por 28% do mercado global.

Mas essa não foi a única razão para o envolvimento dos EUA no processo político que se desenrolava no Chile. O mundo vivia a dinâmica da Guerra Fria, e para os EUA já era uma enorme dor de cabeça que Cuba tivesse realizado uma revolução socialista e estivesse, naquele período, sob a influência da então URSS. Se houvesse outro país na América Latina com essa mesma orientação, isso seria um verdadeiro pesadelo para os norte-americanos.

Depois da vitória de Allende nas urnas, a estratégia dos opositores do líder socialista teve de mudar. Afinal, ele tinha sido eleito pelas regras do jogo democrático e levava muita gente ao entusiasmo. Era necessário encontrar um outro meio de destruir seu projeto. O foco foi posto, então, em tentar dinamitar as possibilidades que ele pudesse vir a ter de implementar suas políticas.

Para isso, continuaram recebendo apoio do governo de Richard Nixon. Os norte-americanos nunca enviaram tropas e, até onde se sabe, não dispararam sequer uma bala em território chileno. Porém, está provado que foram partícipes importantes no apoio diplomático, logístico e de inteligência àqueles que de fato articularam, em primeiro lugar, a estratégia de dinamitar a governabilidade de Salvador Allende. Depois, no golpe militar que em 11 de setembro de 1973 derrubou o presidente.

O país viveria, desde então, 16 anos de uma ditadura que, para se impor, agiu de modo sangrento. Mais de três mil pessoas desapareceram e outras 35 mil foram torturadas, segundo estimativas de organizações de direitos humanos. Além disso, cerca de duzentos mil chilenos tiveram de deixar o país. Alguns só voltariam depois da redemocratização, outros jamais o fariam.

Apesar de o golpe militar não ter tomado os chilenos de surpresa (afinal, havia meses que já se falava de traição na alta cúpula das Forças Armadas, e de um possível levante para tirar Allende do poder), a violência desatada logo nos primeiros dias e nos anos que se seguiram ao golpe foi surpreendente para todos.

As ações do Exército, da Marinha e dos *carabineros* (força policial armada ligada ao Ministério do Interior) foram extremamente brutais contra uma resistência frágil, sobre a qual já se sabia de antemão que não teria nem tempo nem forças para resistir.

Ninguém traduziu melhor essa surpresa do que o compositor Víctor Jara, sequestrado no dia seguinte ao do golpe, levado para o Estádio Chile e torturado por três dias. No dia 16 de setembro, machucado e gravemente ferido, Jara foi assassinado. Assassinado, não, executado, com 44 tiros. Esses 44 tiros dão conta dos excessos cometidos pela repressão. Que perigos um músico, que só tinha sua poesia e seu violão, poderia oferecer para que fosse calado de maneira assim tão brutal?

Conta-se que poucas horas antes de ser levado para a última sessão de tortura, na qual seria morto, Jara pediu papel e lápis a um amigo que também estava preso com ele, mas que acabou sobrevivendo. E escreveu, ali mesmo no estádio, sobre como se sentia diante da violência tão desmedida que era usada contra ele e outras centenas de prisioneiros que estavam ali.

Assim diz o poema, que se chama "Estadio Chile", em referência ao local onde os dois estavam presos: "Canto, qué mal me sales/ Cuando tengo que cantar espanto/ Espanto como el que vivo/ Como el que muero, espanto."

Os oficiais que foram às ruas eram jovens, muitos deles recém-saídos das casas dos pais. Seus comandantes, mais experientes, não hesitaram em enviá-los para cometer atrocidades nas ruas e nos centros de detenção.

Além das mortes e da desaparição dos corpos — muitos deles mutilados antes de serem jogados ao mar ou enterrados no deserto —, há depoimentos que dão conta de torturas duríssimas.

Entre elas, as violações de filhas e mulheres diante de pais e maridos, a introdução de ratos nas vaginas das mulheres, as mortes decorrentes de dias de mutilações, privação de sono e alimento, choques elétricos e enforcamentos com arames, além de assassinatos a pancadas.

Relatos e vestígios daquela época, como o poema de Jara, dão conta da surpresa aterrorizada de boa parte da sociedade com a desproporcionalidade da força com a qual as Forças Armadas se impuseram. Não havia um exército invasor estrangeiro no país, não havia inimigo à altura do ponto de vista bélico. O exagero parece ter sido parte da campanha para fazer crer que tal inimigo, ainda que teórico, de fato existia.

Parte da repressão era vista a olhos nus, naquela época, por conta dos corpos que eram abandonados, largados no leito do rio Mapocho, que corria então não com sua cor natural, de um marrom lamacento, mas vermelho, tingido pelo sangue das vítimas. Depois, a prática de sequestrar e matar passou a uma escala tão grande que os agentes da repressão preferiram levar para longe o que sobrava das pessoas. Houve famílias que passaram décadas procurando os restos de um parente, para enfim encontrar, no meio de um deserto, um pé, um pedaço de osso. Isso porque os militares, ao longo do tempo, trocavam de lugar muitos desses restos mortais, para fazer com que fosse mais difícil que os vestígios de suas atrocidades se tornassem evidentes.

Por que é necessário lembrar desses episódios para entender o Chile atual? Porque eles abriram um precedente, e, de certa forma, legitimam até hoje um modo de agir, baseado na brutalidade, que ainda se vê na formação dos *carabineros*, por exemplo.

Quando se vai às ruas em defesa da democracia e da cidadania e, em pleno século XXI, se é reprimido justamente por essas forças, é porque o passado ainda está presente. Não seria necessário rever essa relação entre Estado e sociedade no Chile? O que há de tão ameaçador num protesto ou numa discordância política que justifique tanta brutalidade?

No processo de redemocratização, que começou em 1990, pouco ou nada se explicou sobre a verdade daqueles anos. A rigor, praticamente só houve abertura democrática por conta disso, ou seja, pelo fato de os civis terem aceitado a premissa de não responsabilizar os militares por suas atrocidades. Foi um pacto, que, de certo modo, até hoje existe, encarnado na Constituição em vigor desde 1981.

Para se proteger, as forças de repressão da ditadura já tinham conseguido que esta colocasse em vigor, em 1978, uma Lei de Anistia — que existe até hoje. Além disso, para inviabilizar a responsabilização pelas atrocidades cometidas pelo Estado naquele tempo, os militares fizeram, entre si, os famosos pactos de silêncio, que privaram muitos dos familiares de vítimas de saber o que havia acontecido com seus entes queridos.

Com o tempo, essa situação foi mudando, mas muito pouco. Em primeiro lugar, advogados e organizações de direitos humanos encontraram formas de driblar, de algum modo, a Lei de Anistia, que em todo o mundo começou a caducar como conceito. Introduziu-se em alguns processos, desse modo, o conceito de "crime continuado", quando estes concernem a desaparecidos. A ideia é que, se o corpo de uma pessoa jamais apareceu, isso significa que o mesmo crime cometido contra ela continua sendo cometido todos os dias. Ou seja, continua sendo praticado após a data que a Lei da Anistia estabelecera como limite. Sendo assim, pelo fato de estarem ocorrendo até hoje, muitos desses crimes ainda poderiam ser julgados.

Outro dado que contribuiu para que se passasse a abrir processos por crimes cometidos pelo Estado durante as ditaduras militares da América Latina foi o Estatuto de Roma, que estabeleceu, nos anos 1990, que os crimes de lesa-humanidade não prescrevem. Portanto, eles podem ser julgados mesmo com as Leis de Anistia em vigor.

Por fim, destaque-se que os próprios acordos de silêncio começaram a ser quebrados, principalmente pelos militares que se encontravam no fim da vida, seja porque carregavam um peso na consciência; seja por terem se dado conta das barbaridades cometidas por eles quando eram muito jovens; seja, ainda, por outras razões de ordem pessoal. Alguns passaram mesmo a se autoincriminar ou a incriminar outros. Este foi mais um meio que permitiu a abertura de investigações de casos sobre os quais faltavam informações essenciais, no sentido de encontrar as peças faltantes para montar diversos quebra-cabeças.

Todos esses fatores permitiram que, ainda que tardiamente, o Chile passasse a julgar alguns dos tantos casos de desaparições e delitos cometidos durante a repressão.

Mesmo com esses avanços, porém, a reparação dos crimes da ditadura chilena nunca foi algo generalizado. Nunca virou, como na Argentina, parte de uma política de Estado que foi mantida tanto por governos mais à esquerda quanto por governos mais à direita. No Chile, a Lei de Anistia nunca foi definitivamente derrubada, e muitas famílias continuam sem saber o que de fato aconteceu a seus parentes. O país, porém, tem avançado mais do que o Brasil, por exemplo, no quesito justiça e reparação com relação aos crimes cometidos pelo Estado durante a ditadura.

Esse é um elemento de destaque entre aqueles que compõem o caldeirão fervilhante que causou os levantes de 2019, pois as novas gerações se opõem veementemente aos pactos de silêncio e à Lei da Anistia. Elas querem uma Justiça que não esteja a serviço de um governo, mas sim de um Estado. E que seja mais igualitária. Querem, ainda, mais esforços para a reconstituição do passado.

Para entender os protestos de 2019, é importante compreender por que as feridas da ditadura continuam abertas. Uma sociedade que não se reconcilia com seu próprio passado, por meio do esclarecimento da verdade, não consegue conviver em paz consigo mesma, e nem pensar conjuntamente em soluções para os seus problemas. Uma ferida como essa, quando continua aberta, potencializa a polarização, e todos sentem os efeitos colaterais. Eventualmente, isso pode se transformar em mais violência política.

Voltando no tempo, mais especificamente à manhã do dia 11 de setembro de 1973, no Palácio de La Moneda, Salvador Allende buscava fazer contato com as forças políticas e sociais que o apoiavam, agarrando-se à esperança de que elas (ou algumas delas) ainda surgissem com reforços para ajudá-lo a salvar a democracia. Mas as tentativas foram em vão: o avanço das próprias Forças Armadas não poupou nem a integridade do palácio presidencial, que foi bombardeado.

E foi então que um homem que sempre havia optado pela via institucional e democrática, e que não acreditava no uso da força, teve de segurar uma AK-47 para tentar defender o cargo. Não conseguiu. Depois de garantir que todos os que haviam estado ali para apoiá-lo saíssem do edifício (embora fossem presos e assassinados em seguida), Allende foi até uma sala do palácio e disparou contra si mesmo. Mas antes disso transmitiu uma mensagem pelo rádio:

> "Trabalhadores de minha pátria, tenho fé no Chile e em seu destino. Outros homens irão superar esse dia cinza e amargo, em que a traição soube se impor. Saibam que, muito mais cedo que tarde, de novo se abrirão as alamedas para que as atravesse o homem livre para construir uma sociedade melhor."

A mensagem de ânimo de Allende é hoje um dos documentos mais importantes da história recente da esquerda latino-americana. Infelizmente, sua previsão, que apontava para "muito mais cedo que tarde", estava errada. Demorou 16 anos para que o país conseguisse recuperar a democracia.

E, mesmo assim, uma democracia negociada, carregando consigo as sequelas do período autoritário. Com ela, continuou a haver brutalidade, em particular por parte dos *carabineros* — o que não é de se estranhar, tendo em vista seu precedente. Na democracia pós-Pinochet, estabeleceu-se um sistema político que, no tocante às injustiças sociais, apenas reforçava as que já havia antes, isto é, aquelas que Allende queria ter reformado e não conseguiu. Por exemplo, ela não reconhecia os direitos, e sequer a existência, de comunidades indígenas que compõem 12,8% da população do país. Nessa democracia negociada com que o país saiu dos anos de chumbo, tampouco havia espaço para políticas de gênero ou de direitos humanos. Enquanto isso, os militares continuavam mantendo muitos de seus privilégios, além da anistia por seus crimes.

É por isso que as manifestações recentes no Chile evocam, entre outros símbolos, a imagem de Allende. Afinal, ele representa um projeto de mudança muito profunda no modo de convivência dos chilenos. Nesse projeto estavam incluídas reformas trabalhistas, igualdade entre os cidadãos e bom acesso à saúde e à educação a todos os chilenos — coisas que ele mal tentou começar a fazer e logo as forças políticas contrárias foram-lhe colocando obstáculos. Eram tantos que, a certa altura, tornou-se impossível continuar.

Nos dias de hoje, Allende é ainda símbolo de uma combatividade pacífica, da ideia de se buscar saídas por meio institucional; mas também de alguém que, ao ver a democracia do Chile em perigo, não se negou a empunhar uma arma para defendê-la, morrendo por ela.

Quando se vê uma imagem de Allende entre os cartazes que os manifestantes carregam pelas ruas, vê-se que sua mensagem, a última que emitiu à nação, foi ouvida, e que o sonho de justiça social para seu país ainda pode ser recuperado.

UMA DAS HERANÇAS DA ditadura militar foi justamente a Constituição promulgada no período, e que começou a valer em 1981. Seu ideólogo havia sido um senador de extrema-direita, Jaime Guzmán, cujo caráter autoritário se pode apreender pela definição que ele mesmo fez do texto: "A Constituição deve procurar fazer com que, se nossos adversários chegarem a governar, vejam-se constrangidos a seguir uma ação não distinta à que nós mesmos desejaríamos."

Guzmán foi um dos fundadores do partido União Democrata Independente, o principal da direita chilena. A Carta garantia que os militares manteriam um poder imenso sobre as decisões políticas do país, mesmo em tempos de democracia. Também ratificava que teriam benefícios que seriam intocados, mesmo que o país voltasse a ter um governo civil e democrático um dia.

Seus aspectos mais autoritários, porém, foram suavizados durante a gestão do socialista Ricardo Lagos (2000-2006). Entre as 58 modificações que se conseguiu promover no texto, estavam a redução do mandato presidencial de seis para quatro anos, o aumento do peso do poder do Congresso em detrimento da participação das Forças Armadas, e o fim da designação de senadores vitalícios.

Em contrapartida, a Constituição continuou tendo como principal característica a de sustentar um sistema de governo em que o Estado diminuía sua participação e sua responsabilidade em diversas áreas; em que as privatizações eram incentivadas e o gasto público reduzido; e em que um modelo neoliberal de economia pudesse se desenvolver livremente. Essa continuou sendo a essência do texto. Foi o modelo, portanto, que seguiu vigorando no Chile do período pós-redemocratização.

Em várias áreas, os problemas do chamado "modelo chileno" — que usava esse texto como base e as ideias econômicas dos chamados *Chicago Boys* (grupo de economistas neoliberais formados na Universidade de Chicago) — começaram a surgir. O descontentamento com relação ao formato em questão vem aumentando sensivelmente na última década, principalmente nas áreas da educação e de pensões e aposentadorias. Além disso, as desigualdades sociais do país têm sido fonte de bastante insatisfação.

Na educação, até a Constituição de Pinochet, havia um sistema universitário gratuito. Este foi substituído por outro cujas políticas educacionais retiraram subsídios e financiamento das universidades estatais. Ao mesmo tempo, houve incentivo para a criação de universidades e centros de formação técnica privados.

Com isso, ser estudante universitário, no Chile, passou a ser coisa para ricos, ou para alunos que se comprometiam com enormes dívidas (que demorariam anos para ser quitadas) enquanto cursavam o ensino superior.

O descontentamento com o sistema educacional ultrapassava a questão da falta de gratuidade. As diversas ondas de protestos estudantis que começaram a ocorrer a partir de 2006 também apontavam para as injustiças desse sistema, o qual impunha disparidades na qualidade do ensino conforme as diversas regiões. Além disso, sustentava-se que se a educação, de um modo geral, havia perdido qualidade, isso se devia ao fato de ela ter sido transformada em negócio privado.

Estudantes dos níveis secundário e universitário foram os primeiros a realizar manifestações, acompanhadas por mobilizações de outros setores da sociedade.

Durante as gestões da presidente de centro-esquerda Michelle Bachelet (2006-2010 e 2014-2018), houve tentativas de atender a algumas dessas demandas. Elas esbarraram, porém, em questões orçamentárias e numa oposição da direita no Congresso. Para muitos dos defensores do "modelo chileno", a ideia de fazer concessões à educação pública significaria, pouco a pouco, abrir mão do conceito de Estado mínimo que eles defendiam.

Mas Bachelet conseguiu alguns avanços. Hoje, cerca de 65% dos estudantes mais carentes não precisam pagar pela universidade. O que a ex-mandatária propôs foi um sistema em que a gratuidade universitária passasse a ocorrer de modo gradual. O projeto, contudo, ainda apresenta problemas, pois para se ter acesso a essa educação gratuita é necessário que se preencham requisitos que o tornam mais complicado.

Ao mesmo tempo, essa gratuidade não foi acompanhada por incentivos financeiros às universidades, que acabaram tendo de compensar os gastos com os estudantes não pagantes por meio de cobranças de matrículas caríssimas.

Assim, as reformas de Bachelet, embora representem uma melhoria nas condições de acesso à educação, ainda se configuram como uma iniciativa incompleta. No mais, elas tampouco atendem aos alunos que estão nos ensinos fundamental e médio.

Na área da saúde, a lógica das privatizações permaneceu, deixando o aparato público mais enxuto e incentivando a entrada do setor privado nesse mercado. A chegada da pandemia do coronavírus apenas tornou evidente que o direito à saúde universal e gratuita, no Chile, é uma ilusão, e o quanto o modo como o Estado foi desenhado pela Constituição de Pinochet incentivou que fosse assim.

Já o setor em que essa retirada do Estado ficou mais clara foi o da previdência. O Chile passou a apostar num modelo de capitalização em que o único a aportar recursos era o próprio contribuinte. Quanto à gestão, esta ficaria na mão de fundos privados.

Esse foi um dos pilares mais importantes do chamado "modelo chileno", que por muito tempo virou um *case* de sucesso aos olhos do capitalismo ocidental. O problema é que, dentro do Chile, o tal modelo apenas fez aumentar a desigualdade e as injustiças sociais.

É certo que, também nesse caso, os governos da aliança de centro-esquerda Concertação também realizaram algumas reformas que aumentaram o gasto público com pensões e aposentadorias para remediar algumas injustiças nessa área. Só que, até isso acontecer, levou muito tempo. Até porque, quando o sistema foi implementado, nos anos 1980, a população jovem ainda não se dava conta de quanto seria problemático, para ela, viver com os proventos desse sistema de previdência quando chegasse à idade madura.

A passagem dos anos foi mostrando que os rendimentos desse sistema de aposentadoria não seriam suficientes para dar à população uma vida digna quando chegasse à terceira idade. Para idosos de baixa renda, aliás, não haveria o suficiente nem para que pudessem comprar alimentos, remédios e pagar custos de moradia.

Hoje, com essa geração tendo atingido a maturidade, isso é uma realidade cada vez mais ressaltada. É por esse motivo que, entre os cartazes que se pôde ver ao longo desse ano de manifestações, havia muitos que diziam: "Estamos aqui por nossos avós", ou "queremos envelhecer num Chile para todos".

Por meio do sistema atual de pensões, 80% dos chilenos recebem menos de quatrocentos dólares por mês. Para viver num país cujo custo de vida é alto, um aposentado médio gasta em torno de 75% desse valor apenas para pagar seu aluguel e arcar com as despesas de sua casa. Alimentação e remédios ficam de fora, sem falar no transporte e em outros gastos adicionais.

Além disso, só têm direito a essa pensão mínima aqueles que tenham começado a trabalhar muito cedo, com carteira assinada e que, durante praticamente toda sua vida ativa, não tenham deixado de aportar para sua própria aposentadoria.

Evidentemente, tal coisa foi se tornando cada vez mais difícil com o passar do tempo, especialmente em nossos dias, com a desaceleração econômica mundial, as recentes mudanças no mundo do trabalho (que diminuem progressivamente a quantidade de empregos formais) e a flexibilização das leis trabalhistas em vários países.

A informalidade no Chile, que é de 28,8%, é um dado a se levar em conta quando se fala em sistema de previdência, embora seja pequena se comparada à de países como o Peru e a Bolívia, onde ela atinge 73% e 62,3% da população, respectivamente (cifras de antes do coronavírus).

A pandemia deixou ainda mais precárias as condições de vida dos aposentados, porque ficou evidente que seus rendimentos não compensavam outros aportes que deixaram de entrar por causa da crise. Ademais, os gastos com a saúde e a prevenção de doenças aumentaram.

Este é um dos aspectos que as novas gerações gostariam de ver transformados, não apenas por seus avós, mas porque tampouco querem envelhecer dispondo de um sistema tão injusto. As manifestações dos últimos tempos são claras ao reclamar uma maior participação do Estado no sentido de este concorrer para a melhoria das condições de vida da população, com mais investimentos em saúde, educação, pensões e aposentadorias, entre outros aspectos — tais como investimentos na criação de empregos que não dependam apenas da iniciativa privada, por exemplo.

Seria injusto, porém, dizer que nada foi feito desde os anos 1980 para tornar esse sistema um pouco menos cruel. Em 2008, quando estava em seu primeiro mandato, Michelle Bachelet realizou uma reforma do sistema previdenciário em que se estabeleceram os chamados "pilares solidários". Por meio deles, se incrementaram pensões por invalidez e aposentadorias a uma camada mais carente da população.

Essa política continua existindo até hoje. Porém, trata-se apenas de um paliativo. No caso da pandemia, obviamente a doença necessita de um tratamento mais agressivo. É observando esse contexto mais amplo, portanto, que a mudança do sistema previdenciário, como um todo, é uma das bandeiras mais significativas levantadas pelos manifestantes chilenos.

Mas por que é tão difícil realizar uma reforma previdenciária mais profunda no Chile?

A questão pode ser respondida de modo simples. Para os idealizadores do chamado modelo chileno, o sistema privado de pensões, em que o Estado não participa ou participa muito pouco, é um dos pilares do projeto neoliberal que — dizem eles — teria transformado o Chile num caso de sucesso na região. Essa teoria é hoje desmentida pela própria realidade que, vindo à tona, expressa-se no grito dos que vivem à margem do tal modelo.

Até hoje, os fundos de pensão, que cuidam do dinheiro poupado pelos chilenos, compõem 80% do PIB do país. Ou seja, mexer nisso seria um transtorno aos olhos dos que movem a economia.

A ideia de se desconstruir o Chile do "modelo" é parte importante do sentimento que tem levado manifestantes às ruas desde outubro de 2019. O curioso é que a imagem internacional do Chile como um país estável e de sucesso econômico e social continua demasiado forte, mesmo após um ano inteiro de protestos em que um setor considerável da sociedade mostrou ao mundo que algo ia muito mal por lá.

Quando os protestos explodiram em Santiago, a América Latina vinha vivendo situações de tensão muito claras e graves no Equador, na Bolívia e no Peru. Nenhuma delas mobilizou tanto o público em geral quanto a surpresa causada pela ideia de que "até o Chile" havia tido sua explosão social. E isso mesmo entre pessoas que estudam a área ou que acompanham os noticiários. De um modo geral, a opinião pública e o próprio senso comum, em países como o Brasil, por exemplo, tomavam o Chile como uma nação exemplar.

Mais uma vez, a história fornece explicações. Ao longo das últimas décadas, forjou-se uma cultura política no Chile bastante perversa, segundo a qual, para se atingir a estabilidade, seria aceitável que fossem perdidas muitas vidas humanas. A partir do momento em que isso passou a ser uma frase dita — e repetida — sem causar constrangimentos a quem a enunciasse, ou a seus interlocutores, foi possível sedimentar o lugar-comum tão friamente repetido: "O regime de Pinochet matou muita gente, mas melhorou a economia", ou "o regime de Pinochet matou muita gente, mas impediu que no Chile houvesse corrupção". E ainda: "O regime de Pinochet matou muita gente, mas impediu que houvesse narcotráfico no país."

Má notícia para os que repetiram isso por tantos anos: trata-se de uma informação bastante incorreta. Basta olhar para as cifras da época — as que existem, é claro, porque muitas delas foram censuradas, já que, além de matar pessoas, o regime de Pinochet acabou com a liberdade de expressão, e impediu o jornalismo independente de atuar, investigar e divulgar o que havia de errado com aquele sistema.

O desemprego, por exemplo, que havia sido reduzido no governo de Allende de 8,3% para 4,9%, aumentou depois do golpe. Em 1975, essa cifra já era de 18%. No final da década, o PIB do país havia encolhido 12 pontos percentuais, enquanto a dívida externa passaria a ser uma das maiores da região. Durante toda a ditadura, não houve sequer um aumento do salário mínimo.

Isso talvez explique a brutalidade do regime. Numa sociedade democrática em que fosse possível fazer manifestações, um sistema como esse não teria resistido à pressão das ruas.

Depois da ditadura, os números da injustiça social chilena continuaram predominando. Hoje, entre os países que integram a OCDE (Organização para a Cooperação e Desenvolvimento Econômico), o Chile é o que tem a pior cifra de desigualdade. Ainda que, em comparação com alguns países da região, ofereça melhores condições de vida em algumas partes de seu território.

Em seu mais recente relatório, de outubro de 2020, o organismo indicava que o Chile, junto ao México e à Colômbia, encontra-se nos últimos lugares no que diz respeito a indicadores de bem-estar, tais como salários, taxas de homicídios e nível educacional. O documento também indica que, no Chile, 20% da população mais rica ganha 10,3 vezes mais do que os 20% menos favorecidos.

A ideia de um país que era conhecido internacionalmente como "modelo" era, ainda, muito cômoda para parte da classe política. Afinal, se é assim, qual a necessidade de se promoverem reformas? Porém, essa visão não correspondia à realidade, muito menos nos últimos tempos, em que a população do país ia ficando mais variada com a chegada de imigrantes, bem como com as reivindicações cada vez mais expressivas dos povos originários, das feministas e das organizações que defendem os direitos das comunidades LGBT.

É fato, porém, que o Chile conheceu décadas de prosperidade comercial com seus tratados de livre comércio, tornando-se um local atraente para investimentos estrangeiros. Isso gerou riquezas e deu estabilidade macroeconômica ao país. Entretanto, muito pouco foi feito no sentido de se repassarem esses benefícios para as classes menos favorecidas, ou de se gerar igualdade no acesso aos serviços públicos e aos empregos qualificados.

O Chile falhou, ainda, no quesito diversificação da economia. Até hoje, seu principal produto de exportação é o cobre e outros minerais. Assim, se por um lado isso lhe trouxe considerável êxito, principalmente na época do "boom das commodities", por outro não foi suficiente para fazer frente ao momento de desaceleração da economia.

O Brasil da gestão do presidente Jair Bolsonaro está entre os que acreditam no "modelo chileno". Seu ministro da economia, Paulo Guedes, que também é vinculado aos chamados *Chicago Boys*, é um admirador do sistema de aposentadorias chileno, tendo querido emular essa experiência no Brasil.

Bolsonaro e equipe viajaram ao Chile em março de 2019. Com a justificativa de que o sucesso econômico do país era um exemplo, o mandatário brasileiro e alguns de seus assessores deram declarações desastrosas sobre o período ditatorial, dizendo que era lamentável que tivesse sido necessário que pessoas morressem, mas que graças a Pinochet o país tinha tomado o rumo da prosperidade, e não o do comunismo.

O então ministro da Casa Civil do governo brasileiro, Onyx Lorenzoni, chegou a afirmar:

> "No período de [Augusto] Pinochet, o Chile teve de dar um banho de sangue. Triste, o sangue lavou as ruas do Chile, mas as bases macroeconômicas fixadas naquele governo... já passaram oito governos de esquerda e nenhum mexeu nas bases macroeconômicas colocadas no Chile no governo Pinochet."

E enfatizou que o suposto sucesso semeado por Pinochet perdurou até os dias de hoje, e não tinha sido alterado pelas gestões da Concertação.

Bolsonaro foi recebido com festa pela direita chilena, mas com certa consternação pela sociedade em geral. Como ele era uma novidade política na região, a mídia reverberava muito seus comentários e chamava a atenção para o respaldo discursivo que dava ao período ditatorial — algo que, de resto, podemos ver em parte da sociedade chilena, mas que, nos dias de hoje, vem pegando muito mal defender em público.

O presidente Sebastián Piñera, que foi seu anfitrião, diplomaticamente tentou não levar muito em consideração o que Bolsonaro e seus acompanhantes diziam. Porém, diante de tantas declarações (que provocaram manifestações de populares e de organismos de direitos humanos do lado de fora do La Moneda enquanto Bolsonaro esteve por lá), o mandatário acabou considerando importante fazer um pronunciamento, descolando-se do discurso bolsonarista.

Isso se deu ao final da visita, em uma entrevista à imprensa local, quando Piñera afirmou que as frases de Bolsonaro sobre ditadura eram "tremendamente infelizes".

Meses depois, quando Bolsonaro referiu-se de modo depreciativo ao pai da ex-presidente Michelle Bachelet, que foi um militar apoiador do ex-presidente socialista Salvador Allende, e morreu após sofrer torturas na ditadura, Piñera saiu a defendê-la.

Nessa ocasião, Piñera, um dos principais aliados regionais de Bolsonaro, afirmou que "toda pessoa tem o direito de ter seu juízo histórico sobre os governos dos anos de 1970 e 1980, mas que essas visões devem ser expressas com respeito às pessoas". E acrescentou: "Não compartilho, em absoluto, da menção feita pelo presidente Bolsonaro sobre uma ex-presidente do Chile, especialmente em um tema tão doloroso como a morte de seu pai." A frase infeliz de Bolsonaro sobre Alberto Bachelet foi: "Senhora Michelle Bachelet, se não fosse pelo pessoal do Pinochet, que derrotou a esquerda em 1973, entre eles o seu pai, hoje o Chile seria uma Cuba."

A imensa onda de manifestações que começou em 18 de outubro de 2019 tem um histórico. Não é de hoje que se marcha no Chile. Só neste milênio, houve ondas de manifestações em 2006, 2008, 2011, 2012, 2015 e 2018.

Em 2006, os jovens que saíram às ruas foram chamados de "pinguins", por conta das cores de seus uniformes escolares. Nesse e nos anos posteriores, eles foram acompanhados às ruas por outros setores da sociedade, tais como os sindicatos e os integrantes da classe média. Ou seja, justamente os setores que mais sofrem com os defeitos do "modelo".

Entre essas manifestações, a de 2011 havia sido, até então, a mais volumosa, e a mais rica em consequências. Comandadas por estudantes universitários, elas não apenas apresentaram uma agenda mais clara como também revelaram alguns líderes que se transformariam em atores políticos importantes a partir daí.

Entre eles, destaque-se Camila Vallejo, hoje deputada nacional, mas que à época era militante das Juventudes Comunistas e estudante de geografia da Universidade do Chile. Outro nome importante é Giorgio Jackson, então estudante de engenharia civil e porta-voz da Confederação de Estudantes do Chile. Jackson também elegeu-se deputado.

Lideranças como Jackson e Vallejo estiveram por trás da formação da aliança de centro-esquerda Frente Ampla. Reunindo diversas agremiações progressistas de esquerda e de centro-esquerda, a Frente Ampla se inspirou em experiências de coalizões modernas de esquerda, tais como a do espanhol Podemos e a da homônima Frente Ampla do Uruguai.

Nas eleições de 2017, a proposta foi quebrar a hegemonia dos blocos de direita e de centro-esquerda — representados, respectivamente, pela aliança Chile Vamos e pela chamada Nueva Mayoria (que antes era a Concertação).

Dentro do que se pode conseguir numa eleição de estreia, a Frente Ampla foi muito bem, transformando-se na terceira força política do Chile. Sua candidata a presidente, Beatriz Sánchez, teve 1,3 milhão de votos. Além disso, o partido conquistou 16,5% das vagas para deputados e 11% para senadores.

A chegada da coalizão ao Chile refrescou a agenda política do Congresso e trouxe para dentro de suas paredes algo que já estava muito vivo nas ruas, a saber, as pautas sobre igualdade de gênero, o debate sobre o aborto, a discussão sobre a gratuidade no sistema público educacional, entre outros pontos.

Apesar dessa renovação, porém, a aliança Frente Ampla não foi (e não é) protagonista das manifestações de

2019. Apesar de agregar várias organizações e movimentos estudantis, ela não conseguiu deixar de ser incluída no grupo de partidos políticos rejeitados pelas multidões que marchavam desde outubro daquele ano.

Assim, ao contrário do que os próprios frente-amplistas imaginavam, não houve, pelo menos até o momento, uma canalização dos anseios dos manifestantes de 2019 para os projetos da Frente Ampla. A rejeição à política tradicional é tão forte que, por ora, nem mesmo essa coalizão progressista tem a capacidade de traduzir o descontentamento das ruas.

Em todo caso, há algo em comum entre as manifestações de 2011 e as que tiveram início em 2019. Em ambas, quem estava adiante do governo era o político de centro-direita Sebastián Piñera. Não se trata, aqui, de eximir de responsabilidades Michelle Bachelet, uma vez que em ambas de suas gestões também houve protestos. Porém, a atual alta comissária das Nações Unidas para os direitos humanos, no tempo em que foi mandatária do país, mostrou mais sensibilidade para escutar as ruas e fez algumas tentativas para abrandar o impacto dos efeitos negativos do "modelo". Claramente não foi o suficiente, mas houve avanços e, de um modo geral, esforços no sentido de se buscar uma postura mais conciliadora.

Com Piñera sempre foi mais difícil. O atual presidente pode ser considerado, potencialmente, um vetor de aceleração da atual crise. Com origem em uma das famílias mais endinheiradas do país, Piñera, que já havia governado entre 2010-2014, e está novamente no poder desde 2018, é o presidente mais rico das Américas. Sua fortuna pessoal, por exemplo, é maior do que a do ex-presidente dos EUA, Donald Trump.

Trata-se de um empresário de sucesso, que turbinou sua fortuna com atuações em diferentes áreas. Entre elas, a de principal acionista da companhia aérea LAN Chile e da emissora de TV Chilevisión, a de sócio proprietário de um dos clubes de futebol mais populares do país, o Colo-Colo, e um dos que introduziram os cartões de crédito no Chile nos anos 1980.

Piñera integra a corrente mais moderada da coalizão de centro-direita Chile Vamos, o partido da Renovação Nacional. Estão na coligação, ainda, a tradicional e de direita UDI (União Democrática Independente), o partido Evópoli (Evolução Política) e o PRI (Partido Regionalista Independente).

Piñera construiu sua imagem política com importante apoio da ala mais conservadora da direita chilena, mas sempre apresentou, publicamente, suas facetas mais moderadas. Por exemplo, gosta de reforçar que esteve entre os que votaram pelo "não" no famoso plebiscito de 1989.

Nessa ocasião, foi colocado em votação para os chilenos se eles gostariam ou não de continuar sendo governados por Pinochet. A campanha pelo "não" conseguiu uma vitória surpreendente — mais tarde retratada no filme *No*, de Pablo Larraín (2012), que retrata muito bem a divisão da combalida sociedade chilena já no fim da ditadura.

Mas o fato é que Piñera, apesar de ser um político de direita, apresenta-se como um democrata que valoriza as instituições e que era contra aquele regime. É, porém, um homem de valores e de posições muito conservadores. No que diz respeito ao aborto, por exemplo, ele se posiciona contra.

Piñera é casado desde 1973 com Cecilia Morel e tem quatro filhos. Eles têm fama de viver um estilo de vida descolado da realidade, e isso, entre outras coisas, é um dos motores da raiva acumulada dos manifestantes com relação ao casal presidencial. Foi de Morel, por exemplo, a gafe de dizer, em conversa privada que acabou vazando ainda nos primeiros dias das manifestações, que o que estava acontecendo no país, com os protestos, era "como uma invasão alienígena".

O próprio Piñera, por sua vez, ao tratar o assunto mais como um tema de segurança pública do que como um problema social, afirmou que o Estado estava enfrentando "uma guerra com um inimigo poderoso". Ambos mostraram, portanto, seu total distanciamento com relação à sociedade, já que não se tratava nem de "inimigos" nem de "alienígenas". Antes, tratava-se de nada menos que a sociedade chilena mostrando-se saturada com um modelo de país que a maioria dela considerava tremendamente injusto.

Importante lembrar que apenas um dia antes da explosão social, em uma entrevista publicada pelo jornal britânico *Financial Times*, Piñera dizia que o Chile era um "oásis" entre os países da região, ao se referir ao panorama geral de tensões sociais e de populismos que vinham ocorrendo em outros países.

No dia do início dos protestos, um transeunte flagrou o presidente num restaurante no bairro nobre de Vitacura, comendo uma pizza com a família em comemoração ao aniversário de um de seus netos. A foto viralizou, deixando a multidão que havia saído às ruas ainda mais inconformada.

As manifestações começaram quando um pequeno grupo de jovens começou a pular as catracas do metrô em protesto contra o aumento de trinta pesos no valor da passagem, que correspondia a 3,7% do valor até então vigente.

O movimento foi ganhando corpo, e o ato de pular catracas se transformou em protestos mais exaltados. E também violentos. Com o passar dos dias, a quantidade de gente na rua foi aumentando. E além das manifestações pacíficas, havia outras mais violentas, que causaram depredação de várias estações, de instalações e edifícios públicos, de monumentos, além de saques.

Piñera decretou estado de emergência no país, toque de recolher, e enviou o Exército às ruas. Essa primeira reação do presidente elevou a temperatura dos protestos, uma vez que ficou claro que ele mais parecia reagir a um ataque contra o Estado do que se portar como um mandatário pronto a ouvir as reivindicações da população. O presidente foi muito criticado pelos manifestantes por tratar o assunto como um problema de segurança pública e por não atinar para o fato de que o principal motor daquela movimentação toda era a insatisfação popular — ainda que os episódios de violência e vandalismo fossem condenáveis.

A dureza das medidas, porém, fez com que muitos identificassem essa atitude do governo a um pesadelo não muito distante, o da repressão da ditadura militar. Em todo caso, a ação do governo não conseguiu parar os protestos: eles ocorriam em distintas partes do país, não tinham líderes claros, eram apartidários e tampouco obedeciam a um planejamento, no sentido de se organizarem em marchas que vão de um local preciso a outro. Ao contrário, as pessoas simplesmente se juntavam, até formarem enormes aglomerações em vários pontos. Em Santiago, o centro desses protestos foi a Praça Itália, depois apelidada de praça da Dignidade — onde está a estátua em bronze do general Manuel Baquedano, um militar do século XIX.

A escolha do lugar não é casual. A Praça Itália, de certa forma, sempre dividiu Santiago em duas partes: ao norte dela, estão os bairros de classe média alta; ao sul, a classe média e os bairros mais humildes. Baquedano está ali, separando as duas Santiagos, a mais abastada e a menos favorecida.

Baquedano foi pichado, pintado de vermelho, travestido infinitas vezes ao longo dos protestos, mas sempre foi salvo pelas autoridades rapidamente. Tão logo cada protesto terminava, um grupo de restauradores e pintores, protegidos pelos *carabineros*, aproximavam-se para repintar a estátua com sua cor original e para limpar as pichações.

Entre as imagens mais marcantes da brutalidade usada na repressão às manifestações está a quantidade de pessoas com feridas nos olhos, várias delas irreversíveis: 405. No geral, mais 3,6 mil civis saíram com feridas, segundo o Instituto Nacional de Direitos Humanos, e houve 34 mortes, segundo dados oficiais. Os excessos das forças de segurança contra os chilenos foram tantos que a ONG Human Rights Watch e a Oficina do Alto-Comissariado de Direitos Humanos das Nações Unidas denunciaram ter havido "graves violações dos direitos humanos" na repressão.

Enquanto isso ocorria, Piñera buscava culpados e soluções. Entre os culpados, dizia haver forças estrangeiras e desestabilizadoras dentro dos protestos. Vide uma entrevista que deu à emissora CNN, quando chegou a afirmar que "a campanha de desinformação, de notícias falsas, de montagens para criar uma sensação de desordem e de uma crise total foi gigantesca. E nisso existe, sem dúvida, a participação de governos e de instituições estrangeiras". Parte da direita da região comprou esse discurso, e começou a apontar, como prováveis culpados, forças ligadas ao chavismo ou a grupos e coletivos colombianos de esquerda.

Nada disso foi provado.

Piñera trocou seu ministério e anunciou pacotes de benefícios, entre eles, aumento de salário mínimo e de aposentadorias, diminuição das tarifas de serviços, redução de gastos com parlamentares, além de investimentos em saúde. Tudo isso era importante, mas chegou tarde demais.

As pessoas simplesmente já não saíam das ruas. Especialmente às sextas-feiras à tarde. Era como se houvesse um encontro marcado na praça da Dignidade: ao redor, embaixo e, às vezes, também em cima da estátua do general Baquedano — que incrivelmente resistiu e não desabou durante todo esse período.

Quando se fala de manifestações chilenas recentes é preciso ressaltar o papel das feministas. Diversos grupos, coletivos e pessoas ajudaram a fazer com que um movimento que já vinha crescendo nos últimos tempos se transformasse em uma presença contundente.

Até 2017, por exemplo, o aborto era proibido no país em qualquer que fosse a situação, deixando o Chile entre os países mais atrasados no que diz respeito aos direitos reprodutivos da mulher.

Em 2015, a então presidente Michelle Bachelet apresentou um projeto para tentar reverter isso. A ideia era despenalizar parcialmente o aborto em casos de estupro, inviabilidade fetal e risco de vida da mãe, como ocorre em outros países da região (e está longe de ser o ideal).

A resistência da direita em aprová-lo foi grande, mas as feministas não desistiram e, desde então, estiveram nas ruas protestando. Até que, em 3 de agosto de 2017, o Congresso aprovou a lei, com festa por parte das mulheres nas ruas de Santiago. Também foi o grupo chileno Las Tesis que criou a música e a coreografia "El violador eres tú" [O estuprador é você], que foi encenada em diferentes países da região, em 2019, como um protesto contra a violência de gênero.

Quando as manifestações de 2019 começaram, as mulheres chilenas que haviam vivido essas experiências se incorporaram imediatamente a esse movimento. Agora, a reivindicação era outra: fazer com que, numa nova Constituição, os direitos da mulher fossem ampliados, incluindo o aborto seguro, legal e gratuito.

Um dos símbolos que projetaram as reivindicações das mulheres chilenas foi a cantora e compositora Mon Laferte, um fenômeno musical. Em novembro de 2019, na cerimônia de entrega dos Grammy Latinos, ela apareceu com os seios de fora e, neles, a inscrição: "No Chile torturam, estupram e matam."

Depois de tentativas frustradas de acalmar as ruas, realizando mudanças na cúpula do governo, anunciando um pacote de medidas sociais e moderando o discurso (parando, por exemplo, de culpar inimigos externos e afirmando que estava ouvindo a voz dos chilenos), Piñera resolveu dar a última cartada que lhe restava enquanto as multidões nas ruas pediam sua renúncia: anunciou que haveria um plebiscito para que os chilenos decidissem se o país deveria ou não ter uma nova Constituição, escolhida por meio de uma nova Assembleia Constituinte.

Depois de mais de um mês de protestos massivos e praticamente diários, quebradeira, repressão e uma terrível degradação da imagem do país no exterior, Piñera anunciou, em 15 de novembro de 2019, que em abril de 2020 haveria uma consulta à população para que ela decidisse se queria ou não uma nova Carta para o país, que substituísse a da era Pinochet.

Os ânimos baixaram um pouco, mas não totalmente. Havia grupos que queriam mais, exigiam a renúncia de Piñera. Mas logo as manifestações começaram a se reduzir e o foco foi colocado em abril.

Veio, então, a pandemia do coronavírus, que causou um novo desgaste ao governo, além da necessidade de adiar a votação. De abril de 2020, ela foi adiada para o dia 25 de outubro. O país se acalmou em termos de tensão social, mas começou a viver outro pesadelo, o da pandemia.

No PRINCÍPIO, O CHILE anunciou uma quarentena "seletiva e estratégica", ou seja, limitada a algumas atividades e zonas, para não ter de parar a economia — algo inconcebível para o governo neoliberal de Piñera.

Mas as coisas não funcionaram de imediato. E, se houve algum sucesso no começo, logo tudo se complicou. Em maio, houve uma explosão no número de casos, especialmente na região metropolitana de Santiago, onde vivem sete milhões de pessoas. O governo federal deixou de lado a política de quarentena seletiva e aplicou o *lockdown* para essa zona. Ainda assim, em junho e julho, os casos continuaram aumentando. Em agosto, o país ultrapassou os dez mil mortos e, quando menos se esperava (por conta da pandemia e do *lockdown*), os protestos voltaram a ocorrer.

Já não eram os mesmos. Embora incluíssem as bandeiras de antes, tinham outra prioridade: eram movidos, principalmente, por pessoas que viviam de trabalhos informais, que tinham pouco acesso à saúde, que estavam fora de planos de assistência e, por isso, não recebiam ajuda do governo. Essas pessoas saíram para enfrentar o *lockdown*, para exigir proteção do governo e para reivindicar a retomada de seus empregos ou mesmo de seus trabalhos temporários. Houve novos embates e repressão.

Em setembro, começaram a haver flexibilizações e algumas reaberturas, sempre por regiões. Mas as pessoas já haviam voltado às ruas. E, na praça da Dignidade, às sextas-feiras, os encontros semanais antigoverno reapareceram.

A pandemia também foi responsável pela aceleração do processo de desconstrução do "modelo chileno". Em julho, o Congresso Nacional aprovou que a população retirasse 10% de suas pensões e aposentadorias guardadas nos fundos privados para sanar problemas econômicos gerados pela crise sanitária e pelas medidas de quarentena.

A medida foi criticada por parte da direita, mas esta já mostrava estar rachada. Vários líderes da direita chilena menos conservadora, mais moderna ou com tendência para o populismo, embarcaram no projeto da centro-esquerda e votaram pela proposta. Com isso, um dos pilares do modelo chileno, o sistema de previdência com custo mínimo para o Estado, ia se enfraquecendo.

Em outubro, quando estive em Arica, no norte do Chile, poucos dias antes do plebiscito, uma motorista de táxi me contou que tinha retirado seus 10%. Perguntei se ela os tinha usado por conta de algum familiar doente ou para comprar remédios. E ela riu: "Gastei porque não tinha mais nada. Com a pandemia, acabou o trabalho por aqui. Se não usasse, perdia minha casa."

Ou seja, embora muitos economistas tivessem alertado para o perigo de se colocar o sistema chileno em risco ao permitir as retiradas, estas, na verdade, já eram uma realidade. Tanto que, em dezembro, autorizou-se uma nova retirada de 10%, e elas aconteceram em massa.

Já era primavera quando o Chile se aproximava da data do plebiscito constitucional. As manifestações haviam voltado a ocorrer nas ruas, algumas mais pacíficas que outras. E os muros voltaram a ser pichados. Apareceram mensagens gigantes pedindo votos de "apruebo" [aprovo] nas ruas do centro. Os que defendiam o "rechazo" [rejeito] eram mais discretos: realizavam manifestações, mas longe do centro, e verbalizavam suas críticas valendo-se de alguns lugares-comuns. Diziam, por exemplo, que se a nova Constituição fosse aprovada, o país correria o risco de caminhar "rumo à Venezuela", isto é, de que "comunistas" introduzissem leis que permitissem o aborto, que atentassem contra os "valores da família chilena" e assim por diante. Essa propaganda era muito poderosa em distintos estratos da população.

Cheguei ao Chile de modo inusitado. Vinha da Bolívia e, devido a uma greve dos aeroviários do aeroporto de Santa Cruz de la Sierra, acabei fazendo o percurso entre os dois países de carro. No posto fronteiriço de Chungará, na estrada que leva até Arica, depois de horas tramitando a difícil entrada no país em tempos de pandemia, me vi conversando com um oficial de fronteira.

Perguntei qual seria o seu voto, e ele me disse, sem titubear: "Votarei na rejeição." Confesso que levei um susto. Ele era jovem, da idade de muitos dos que saíam às ruas em Santiago para protestar contra a situação do país. Sua resposta, porém, reforçou minha convicção de que, para se ter a radiografia política de um país, de fato é preciso sair das metrópoles e conhecer as distintas regiões e suas peculiaridades.

Miguel tinha 28 anos e vivia em um povoado nos Andes. Ou seja, tinha nascido depois do fim da ditadura. Dela, conhecia o que se dizia nos livros e o que afirmavam jornalistas e políticos: "Sempre tudo muito distorcido", afirmou, desconfiado. Compartilhava da ideia de que era necessário mudar o sistema de pensões e aposentadorias, afinal tinha familiares que viviam disso, e via que era muito difícil, pois os rendimentos eram baixíssimos.

Mas, então, por que não mudar a Constituição? Sua resposta foi categórica: "Temos que mudar essa lei. E só. O que está acontecendo com o plebiscito é que vão abrir espaço para mudar toda a Constituição, e aí vão se meter comunistas, terroristas, traficantes. O Chile vai deixar de ser o que é." Retruco: "E o que é?" E ele: "Um país que não dá espaço para a delinquência. Por que você acha que estão vandalizando Santiago? É obra de delinquentes."

De fato, havia mais de um Chile. Miguel não tinha nada de muito diferente nem era de uma geração diversa da de muitos outros jovens chilenos que, nas grandes cidades, viam na reescrita da Constituição, ao contrário, a possibilidade de inclusão de várias agendas necessárias ao país, como a defesa da diversidade, da soberania mapuche e da igualdade de oportunidades.

No dia 18 de outubro de 2020, um domingo, data do aniversário de um ano do início das manifestações, a comemoração começou de modo pacífico em torno da praça da Dignidade. Porém, com o correr das horas, episódios violentos começaram a ocorrer, terminando com o incêndio de duas igrejas de Santiago. A primeira foi a de San Francisco de Borja, que costuma ser usada pelos *carabineros* em suas cerimônias e atos institucionais. A segunda, a igreja de la Asunción. No dia seguinte, eram puro acúmulo de cinzas e estavam na primeira página dos jornais.

Nos dias que se seguiram, o clima ficou pesado. *Carabineros* mantiveram-se a postos em vários pontos do centro e perto das pontes. O clima quente e a flexibilização das medidas de quarentena levaram as pessoas às ruas. Em geral, tudo parecia calmo como em primaveras anteriores: grupos, casais, amigos sentados na grama à beira do Mapocho, ou caminhando e conversando. Corredores, gente de bicicleta. E também pessoas debatendo política, meninas de coletivos feministas ensaiando dança, jovens repassando batuques e gritos de guerra.

A calma prevaleceu, mas as feridas abertas neste ano de enfrentamentos estava ainda no ar. Na ponte Pío Nono, por exemplo, onde no dia 2 de outubro de 2020 um adolescente de 16 anos havia sido empurrado por um *carabinero*, caindo no leito do rio de uma altura de 7,5 metros, havia flores e homenagens. Havia também inscrições raivosas, contestando a versão dos *carabineros*: "Ele não caiu, foi jogado." O rapaz não morreu, mas o acontecimento ficou gravado na história desse conflituoso episódio. E marcou mais um capítulo da novela da pressão pela renovação dos *carabineros*, algo que deve entrar na pauta de discussões da próxima Assembleia Constituinte.

No dia 25 de outubro, os chilenos tinham que votar em duas cédulas. Numa delas, responderiam se queriam ou não uma nova Constituição. Na outra, deveriam especificar se essa nova Carta, caso aprovada, deveria ser escrita por uma Assembleia inteiramente nova, eleita em abril de 2021, ou se teria 50% de sua composição formada por parlamentares do atual Congresso — enquanto os outros 50% seriam eleitos em abril.

As forças políticas, grosso modo, dividiram-se. A esquerda, com as coalizões que compuseram a Concertação e a Nova Maioria, além da Frente Ampla, preferiam o "aprovo". A direita, em grande parte, apoiou o "rejeito". Porém, havia aí um racha. Nem todas as coligações que compõem a Chile Vamos haviam embarcado nesta última opção, pois líderes da direita mais populista vinham demonstrando o desejo de que o país finalmente virasse essa página, escrevendo uma nova Constituição.

No próprio partido Renovação Nacional, do qual Piñera havia sido membro, deu-se liberdade de voto a seus integrantes, embora tenha prevalecido a ideia de rejeitar a nova Constituição. A UDI decidiu votar contra, mas o Evópoli, a terceira força política na aliança Chile Vamos, apoiou a ideia do "aprovo".

Para uma votação realizada em plena pandemia do coronavírus, o plebiscito constitucional, dentro dos padrões de comparecimento chilenos, foi um sucesso. O país vinha de uma margem de participação muito baixa desde 2012, quando se estabeleceu o voto voluntário. Se, nos anos 1990, o comparecimento era de 80% nas eleições, ele havia caído para 47% em 2017. No dia 25 de outubro, apesar da pandemia e das longas filas, 50,6% dos eleitores apareceram para votar.

Por conta da pandemia, as autoridades eleitorais organizaram a votação em um horário mais estendido. Ela começou às oito horas da manhã e foi até às oito horas da noite. Cada um tinha de levar sua própria caneta, e era proibido fechar os envelopes com a língua, como se fazia até então. Os cuidados acabaram gerando enormes filas de votação.

As opções ganhadoras do plebiscito foram as seguintes: para a primeira pergunta, o "aprovo" venceu por 78,27% contra os 21,73% do "rejeito". Quanto à segunda pergunta, saiu vitoriosa a opção de se eleger todo um novo órgão constituinte. Ou seja, a "convenção constitucional" teve 78,99% dos votos, contra a opção de a nova Carta ser escrita por um grupo parcialmente formado por congressistas já eleitos e outros a serem eleitos. Essa opção teve apenas 21% de aprovação.

O resultado era esperado. As pesquisas já o apontavam havia semanas. O que ficou mais claro, porém, foi a enorme rejeição à classe política como um todo. E isso não apenas pelo fato de a opção "convenção constitucional" ter ganhado (o que aponta para uma desconfiança com relação aos parlamentares já eleitos), mas porque, para atingir esse número, foi necessário que muitos dos que votaram pelo "rejeito" também optassem pela escolha de um novo grupo de legisladores, caso o "aprovo" ganhasse.

Em outras palavras, a rejeição aos políticos atravessou os espectros de direita e de esquerda. Talvez potencializado pela má administração da pandemia, o desgaste dos políticos foi um dos aspectos mais marcantes dessa votação.

O resultado do plebiscito de 2020 mostra que, mesmo os que cedo ou tarde abraçaram o projeto da Assembleia Constituinte terão poucas chances de sair intactos em termos de popularidade. Um exemplo disso é o próprio presidente Sebastián Piñera, que no dia 25 de outubro postou-se diante de seu local de votação com um sorriso estampado no rosto, tentando se mostrar alegre por votar. Justo ele, que havia manejado tão mal as coisas durante as manifestações e esteve o tempo todo ao lado daqueles que não aprovavam a ideia de uma nova Carta.

Quando, no começo da apuração, foram dados sinais de que o "aprovo" sairia vitorioso por uma diferença robusta, Piñera apareceu para dar declarações diante do Palácio de La Moneda, então todo iluminado com as cores da bandeira do Chile. O presidente falou em seguir neste processo junto com a população. E quem, àquela altura, pegasse o bonde andando, pensaria que ele havia sido um dos impulsionadores da nova redação da Carta, e não, justamente, alguém que havia colocado tantos obstáculos para que ela fosse redigida.

O Chile entra em 2021 com um calendário agitado. Haverá a votação para a Assembleia Constituinte em abril, e eleições para uma nova Presidência e um novo Congresso em novembro.

Mas terá sido a vitória do "aprovo", no plebiscito, o fim de um período de turbulência? Nada nos leva a crer que sim. Afinal, entre os manifestantes que estiveram nas ruas desde outubro de 2019, havia grupos que pediam muitas outras coisas que não são passíveis de resolução por meio, apenas, de uma nova Constituição. Pouco depois da vitória do "aprovo", eles já estavam nas ruas outra vez.

Isso porque os problemas dos chilenos são urgentes, ainda mais em tempos de pandemia, com a economia desacelerando e a informalidade aumentando. Por sua vez, a nova Constituição, no melhor dos casos, ficará pronta em dois anos a partir da aprovação no plebiscito. O próximo presidente e o novo Congresso só tomarão posse em seus cargos em março de 2022.

Como ficam, portanto, as questões sociais mais urgentes? Como fica a insatisfação dos povos mapuches que até hoje não têm garantias sobre seu território? Como ficam as mulheres que sofrem violência doméstica, violações e encontram mil travas para abortar? Como ficam os jovens em idade universitária que ainda não tiveram acesso a bolsas ou auxílios do governo? Para muitos, que continuaram saindo às ruas depois do plebiscito, não há tempo para esperar o ritmo da política. Em situações assim, qualquer faísca pode gerar um novo incêndio.

Há, ainda, o tema relacionado à reparação dos abusos aos direitos humanos. Se até agora existe uma dívida por parte da repressão da ditadura militar, essa dívida é a de se prestarem esclarecimentos e de se fazer justiça com relação ao que ocorreu naquele período. Também ficam em aberto os abusos cometidos pelos *carabineros* e pelas outras forças de segurança neste período mais recente.

Em 2023, completam-se cinquenta anos do golpe de Estado que derrubou o governo de Allende. Será que nessa data o Chile por fim poderá reconciliar-se com seu passado, e sua sociedade, consigo mesma?

É a pergunta que fica no ar.

BOLÍVIA

Violência, luto e épica em um país ainda dividido

EM UMA MADRUGADA VENTOSA e fria, estávamos eu e um pequeno grupo de pessoas na base aérea de El Alto, na Bolívia. Nos preparávamos para acompanhar o então presidente Evo Morales naquele dia de agosto de 2019, dois meses antes das eleições presidenciais.

Havia uma assessora, um ministro e um fotógrafo de campanha. Eu era a única jornalista. Havia meses que eu pedia uma entrevista com Morales por conta das eleições que ocorreriam em outubro, das quais o então mandatário era um candidato controverso. Afinal, ia disputar um polêmico quarto mandato à revelia das regras da Constituição que ele mesmo havia promulgado.

Por que eu havia aceitado estar numa viagem que começava numa madrugada (nos pediram para chegar às cinco horas da manhã), e que só terminaria "quando Evo decidir" (como nos diziam seus assessores, que jamais o questionavam sobre detalhes de suas atividades), se a única coisa que eu queria era entrevistá-lo? A resposta para essa pergunta é que, àquela altura de 2019, Evo Morales já estava no poder desde 2006, e se sentia uma espécie de imperador do país. Era preciso aceitar seus termos para absolutamente tudo.

Uma entrevista formal não era seu estilo. Era preciso passar um dia inteiro com ele visitando distintos pontos da Bolívia, ouvindo-o fazer vários discursos, vendo-o ser adulado por autoridades civis e militares, tirando selfies com alunos de escolas públicas, ou sendo aplaudido por empresários de determinada localidade.

Morales descia do avião em cada parada, não sem primeiro pedir um pente para ajeitar o cabelo antes de ser visto em público. Perguntas, porém, não eram muito bem-vindas: "Você pode colocar em suas matérias apenas aquilo que eu falo nos discursos" — dizia-me ele ao longo do dia, como se isso pudesse substituir uma entrevista. "Mas tenho minhas próprias perguntas", eu argumentava, ao mesmo tempo em que lhe dava alguma dica do que é e de como funciona, basicamente, o jornalismo profissional.

Morales então dizia: "OK, mas só por dez minutos, entre os voos." Naquele dia, estivemos em Oruro, próximo ao local onde o presidente nasceu, depois em Trinidad, capital do departamento de Beni e, por fim, em Cochabamba, capital do departamento homônimo. O trajeto ele ia decidindo em cima da hora. Isso se dava, também, quando queria parar em determinado local para tirar uma soneca ou para fazer exercícios. Fazia isso todos os dias, sempre com uma vitalidade enorme e sendo bem recebido por multidões, na maioria dos lugares.

Ao mesmo tempo, porém, recebia muitas críticas quanto a esse estilo de governar, como se estivesse em campanha eleitoral permanente. O opositor Carlos Mesa, que disputaria o cargo com ele naquele pleito e que, no mais, ecoava uma insatisfação muito comum entre os antievistas, costumava perguntar: "É mesmo necessário passar o tempo todo voando e fazendo comícios, em vez de estar pelo menos uma parte da semana em La Paz, despachando e governando? É preciso, de fato, gastar tanto dinheiro público com esses voos diários em avião particular?"

Indaguei Morales sobre isso. E ele me respondeu: "Viajar todo dia em avião privado não é um luxo, o avião é um instrumento para que eu esteja mais perto do povo. Governar, para os tecnocratas, é ficar no gabinete o dia inteiro. Para mim, não, é ficar perto do povo."

Morales, portanto, governou realizando esses atos de propaganda, um pouco como o norte-americano Donald Trump, embora as distâncias ideológicas entre ambos sejam imensas. Porém, como Trump, a partir de um dado momento Morales também passou a se sentir maior que o seu país. Segundo o ex-mandatário uruguaio José "Pepe" Mujica, um aspecto negativo do presidencialismo na América Latina é essa tendência a achar que elegemos reis e rainhas, e não agentes políticos cujos mandatos abrangem apenas um determinado período e cujos poderes devem ser limitados pelos outros poderes da República.

No caso de Morales, esse fenômeno ficou tão evidente que ele quis concorrer ao cargo duas vezes a mais do que o texto constitucional permitia, embora este, aprovado em 2009 — portanto já em seu primeiro mandato —, dissesse que, na Bolívia, a reeleição era permitida apenas uma vez.

Morales, assim, já acumulava dois mandatos em 2014 quando apresentou pela terceira vez sua candidatura.

A justificativa era a de que seu primeiro mandato havia se iniciado ainda na Constituição anterior e que, portanto, não entraria na conta. O Tribunal Constitucional emitiu um parecer favorável a esse entendimento, e Morales ganhou aquele pleito, com 61,3% dos votos, no primeiro turno. Lembro que, naquela ocasião, conversando com ele no Palacio Quemado, a sede do governo boliviano, em La Paz, perguntei-lhe se iria disputar novamente o cargo. Ele, entre enigmático e espertalhão, respondeu: "Vou obedecer a Constituição."

Para o pleito de 2019, foi necessário desenhar um outro plano para tentar concorrer novamente. Este teria de ser, portanto, alterando a Carta.

Morales decidiu, então, que consultaria a população num referendo. Estava muito confiante de que sairia vitorioso. Se tal se desse, o texto da Constituição seria alterado, e ele poderia concorrer a um quarto mandato. A expectativa do presidente, porém, não correspondeu à realidade.

No referendo realizado em 21 de fevereiro de 2016, o "não" a uma mudança constitucional que permitisse uma nova candidatura do mandatário se sobrepôs ao "sim". A diferença foi muito pequena: 51,3% contra 48,7%. Ou seja, o país estava praticamente dividido, mas com prevalência daqueles que achavam que o tempo de Morales no poder já tinha se esgotado.

O então presidente não se deu por vencido. Primeiro, tentou argumentar que a votação não era legítima, que tinha sido contaminada pelo que ele dizia serem fake news sobre ele, com relação a escândalos de corrupção, e a revelação, por parte da imprensa, de que ele havia empregado uma amante sua.

A partir do plebiscito, nasceu um foco dos protestos bolivianos. A cada dia 21, antievistas faziam manifestações, desfilavam com cartazes ou montavam acampamentos em distintas cidades, com a ideia de lembrá-lo do resultado do referendo.

Mas o partido de Morales, o MAS (Movimento ao Socialismo), começou a desenhar outras soluções possíveis Acabou apostando que seria mais viável recorrer à Declaração Internacional de Direitos Humanos, que dizia que todo cidadão tinha o direito de se candidatar. Ao ser impedido de concorrer, Morales estaria tendo, portanto, um "direito humano" violado. Em outras palavras: tratava-se de uma trapaça, valendo-se de uma via que tinha apenas a aparência de ser institucionalmente correta. Os antievistas se alarmaram, e os protestos dos dias 21 passaram a ser mais volumosos.

Como o Tribunal Constitucional do país era submisso ao Poder Executivo, aprovou a ação, e Morales lançou sua candidatura. Mal sabia ele que, com essa decisão, colocaria em risco todos os avanços concretos que seu governo havia alcançado para a população mais humilde do país. Deixaria a Bolívia vulnerável à divisão política e ao retorno de mais uma onda de violência — que haviam feito parte de seu passado, mas que há tempos tinham se acalmado. Morales pagou caro por essa decisão, que culminou em muita violência, mortes e em sua própria renúncia e exílio.

Entre 20 de outubro de 2019, quando se celebrou a controversa eleição presidencial, e 18 de outubro do ano seguinte, quando ela foi refeita com outros atores e outra conjuntura, a Bolívia sofreu um período de tensão contínua. Viu massacres ocorrerem, teve a atividade econômica reduzida e políticos exilados (entre eles, o próprio Morales). Além disso, o governo ilegítimo que ascendeu ao poder não soube lidar com o inesperado e principal problema que surgiu no planeta em 2020: a pandemia do coronavírus. O padecimento dos bolivianos só fez aumentar ao longo desses terríveis 12 meses.

Porém, antes de falar dos conflitos de 2019 e do difícil ano de 2020, é preciso lembrar que, sob a gestão de Evo Morales (2006-2019), a Bolívia havia se transformado. De um dos países com maior índice de pobreza na região, ela passou à condição de país com economia robusta e de crescimento sustentado, contando com uma classe média rural cada vez mais abastada e com uma classe média urbana cada vez mais numerosa.

Isso ocorreu sob o comando do primeiro presidente indígena do país, de etnia aimara, o que significou para a Bolívia um forte avanço no reconhecimento das distintas comunidades indígenas que formam o país. Até então, este fora majoritariamente governado por descendentes de brancos europeus e por membros do estrato mais rico da sociedade.

Para a população indígena, que é de 48%, a chegada de Morales ao poder, simbolicamente, representou muito para toda uma geração: a partir daquele momento, haveria espaço para que esse setor da sociedade participasse da política e das decisões comunitárias e nacionais. E para que sua cultura ganhasse visibilidade e fosse reconhecida como parte legítima da cultura boliviana.

Foi na gestão de Morales que a *wiphala*, bandeira tradicional de várias comunidades indígenas andinas, passou a também ser reconhecida como um símbolo do Estado boliviano. No Congresso, foi criada uma cota para parlamentares indígenas, enquanto o Judiciário desdobrou-se para incorporar um sistema jurídico indígena, que adquiriu autonomia para decidir alguns tipos de delitos menores em comunidades segundo a tradição ancestral das mesmas.

A eleição de Morales, em 2005, ocorreu em um contexto geopolítico favorável ao surgimento de líderes de esquerda e de centro-esquerda na região. Estes, por sua vez, puderam elevar os gastos públicos devido ao chamado "boom das commodities" e, com isso, implementar políticas de assistência social e realizar investimentos em educação e em saúde.

Entre esses líderes, Morales foi um dos que tiveram mais sucesso, ao lado de nomes como o brasileiro Luís Inácio Lula da Silva (2003-2011), o equatoriano Rafael Correa (2007-2017), o venezuelano Hugo Chávez (1999-2013), o uruguaio Tabaré Vázquez (2005-2010 e 2015-2020) e os argentinos Néstor e Cristina Kirchner (2003-2015), cada qual com matizes e particularidades próprias.

Morales iniciou-se na atividade política atuando no movimento social dos cocaleiros, os cultivadores de coca. Em suas três primeiras eleições, obteve votações massivas, de 53,7% na primeira, de 64,2%, em 2009 (após a promulgação da nova Constituição), e de 61%, em 2014.

O principal trunfo de toda a sua gestão, inquestionavelmente, foi a diminuição da pobreza no país. Esta caiu de 60% para 34% da população, enquanto os índices de extrema pobreza diminuíram de 38% para 15%.

Em 2014, quando visitei o país para cobrir o processo eleitoral, viajei até Achacachi, um povoado de nove mil habitantes localizado no Altiplano, conhecido por sua tradição de forte mobilização popular e por, naquela época, ser um reduto de eleitores de Morales. De Achacachi eram, também, os integrantes de milícias indígenas do século XX, como os Ponchos Rojos.

O local estava agitado, as ruas, cheias de bandeiras do MAS, e a fila de votação nos colégios, longas. Lembro de ter procurado, e não encontrado, um eleitor que não fosse de Morales.

Na praça principal, como é comum nessa região, ocorria o mercado semanal. Havia mulheres sentadas no chão diante de produtos da horta ou da granja de cada um. Fazia muito frio, e a respiração era difícil devido à altitude.

Conversei, então, com uma senhora que vendia pedaços fatiados de abóboras, e que se chamava Yola Uruchi. "Aqui vamos dar quase 100% dos votos para ele", disse ela, sorrindo. Pergunto por que gostavam tanto de Morales, e recebi a seguinte resposta:

> "A nossa vida melhorou muito, vivíamos em casas de barro, não tínhamos sementes, não tínhamos médico. Os governantes brancos de antes diziam que éramos um país pobre e que deveríamos viver assim. E nós nos resignávamos. Mas Evo mostrou que muito mais do que isso é possível",

concluiu, num sorriso que deixava ver, porém, que lhe faltavam alguns dentes. Seu rosto mostrava uma mulher de meia-idade, mas com aparência envelhecida, talvez pelo trabalho duro no campo, talvez pelo sol que, naquela altitude, não esquentava, mas queimava a pele.

Doña Uruchi me fez ver que a Bolívia ainda tinha muitos problemas, e que em povoados como Achacachi ainda faltava muita coisa. Mas, também, que as políticas distribucionistas de Morales vinham funcionando para amenizar a pobreza, levando hospitais, centros de saúde, escolas e subsídios agrícolas a locais antes muito distantes da realidade urbana dos mandatários anteriores — que pouco conheciam dessas comunidades e cuja referência era La Paz.

Além de La Paz, porém, a Bolívia tem outras regiões de feição mais cosmopolita, e Morales enfrentou resistência, por exemplo, entre o empresariado da próspera cidade de Santa Cruz de la Sierra, que se opôs veementemente à sua gestão e preferia uma proposta mais liberal para o país. Morales, aos poucos, conseguiu seu apoio, mostrando pragmatismo na relação econômica com este setor. Contudo, o incômodo sempre esteve presente, e se acentuou em 2019 quando muitos *cruceños* apoiaram a tomada do poder por Jeanine Áñez.

La Paz, a capital, e a vizinha El Alto, principais cidades do país que ocupam a mesma área metropolitana, logo passaram a mostrar, também, o sinal dos novos tempos no país. Em La Paz, construiu-se um eficiente sistema de transporte por teleférico, que interligou o centro, a periferia e El Alto, onde vivem muitos dos trabalhadores da capital.

Conforme subimos por uma das linhas do teleférico desde o sul de La Paz, primeiro vemos as suntuosas casas e mansões dos *paceños* mais ricos; em seguida, a agitação do centro, e, lá no alto, literalmente, El Alto, onde fica o aeroporto internacional e onde se localiza um dos principais redutos do MAS no país.

Lá em cima, o cenário é de casas de cor ocre, muito comuns nas periferias das cidades bolivianas, mas que, hoje em dia, já não são tão uniformes. Aqui e ali, surgem, coloridas e brilhantes, as extravagantes construções de três a sete andares chamadas de *cholets*. Os *cholets* são o retrato de uma classe humilde que passou a ter mais recursos durante o período da gestão Evo. Os indígenas que os construíram, cuja renda cresceu muito nos últimos anos devido às políticas de inserção social de Evo Morales, são um exemplo disso.

Essas construções, assim, são o retrato de uma classe humilde que passou a ter mais recursos durante o período. São prédios coloridos, inspirados na cultura ancestral andina. Em seus diversos andares, estão as casas da família que os construíram, algum negócio no térreo e, às vezes, um salão de festas para alugar. Os usos são múltiplos.

A base do modelo econômico da Bolívia durante os anos Evo Morales fundamentou-se na nacionalização, em 2006, dos hidrocarbonetos. Até então, eles estavam nas mãos de 21 consórcios multinacionais, que acabavam ficando com a maior parte dos lucros. Uma das primeiras decisões de Morales ao chegar à Presidência foi decretar a nacionalização desses recursos, como o gás e o petróleo.

Com a alta das exportações de gás e outras commodities, foi possível implementar o que o então vice do país, Álvaro García Linera, chamava de "capitalismo de Estado". A nacionalização permitiu o gasto social em favor dos mais humildes. Estes, com mais recursos, dinamizaram o mercado interno, e esse foi o modelo de sucesso do país durante a maior parte da gestão. O PIB boliviano, por sua vez, teve uma média de crescimento de 4% durante quase todo o período.

Assim, do ponto de vista da economia, Evo Morales foi mais hábil, por exemplo, do que seus pares Rafael Correa, do Equador, e Hugo Chávez, da Venezuela, ao conseguir manter um modelo pragmático na economia, isto é, sempre acenando com benefícios a um empresariado que acabou se rendendo a ele — enquanto, no discurso, mantinha-se fiel aos dogmas da esquerda.

Nas palavras de García Linera, em entrevista que realizei com ele em La Paz, o êxito do modelo foi justamente o de ser pragmático na economia.

> "Quando chegamos ao poder vivíamos do gás e da mineração. Montamos um sistema em que, se houvesse uma queda no preço das coisas que exportamos, nosso mercado interno nos garantiria. Somos globalistas por conveniência e protecionistas por convicção."

A explicação seguia:

> "Nacionalizamos o gás, a eletricidade, as comunicações. Mas com os bancos, fizemos acordo e os obrigamos a dar-nos parte de seus lucros. Esse dinheiro, que antes saía da Bolívia, conosco passou a ir para a agricultura, para a construção de infraestrutura e moradia, para a criação de empregos."

Durou bastante tempo, até que a economia mundial começou a dar sinais de desaceleração, e os países vizinhos, grandes compradores de gás da Bolívia, como o Brasil e a Argentina, entraram em recessão.

A retração da economia local que teve início em 2015 coincidiu com o mau momento político da derrota de Evo

Morales no referendo, no ano seguinte. Com menos popularidade e com a bonança econômica começando a claudicar, o governo se viu, então, numa crise de aprovação popular. O aumento da polarização do país favoreceu o fortalecimento de grupos de interesse que queriam que Morales deixasse o cargo no fim de seu mandato e que houvesse alternância no poder.

Com a crise da eleição de 2019, detonada pelas suspeitas de fraude, esse setor da sociedade passou a defender uma ação mais decisiva para que Morales saísse, o que acabou ocorrendo com sua renúncia em novembro daquele ano.

O início do pesadelo boliviano começou já no término do horário de votação daquele 20 de outubro de 2019. Naquela noite de domingo, a contagem rápida dos votos começou a apontar que Morales não ia conseguir vencer no primeiro turno. Para isso, seria necessário que ele conseguisse 40% dos votos, e uma diferença com relação ao segundo colocado de dez pontos percentuais. Se isso não ocorresse, haveria um segundo turno.

Com 83,8% dos votos contabilizados, e um placar de 45,7% para Morales contra 37,8% para Carlos Mesa, ou seja, com um segundo turno quase certo, a autoridade eleitoral decidiu interromper a contagem até o dia seguinte. Quando foi retomada, na segunda-feira à noite, os resultados mostraram um quadro bastante diferente, com Morales com uma vantagem que assegurava vitória já no primeiro turno.

A interrupção da contagem por quase 24 horas causou críticas e revolta entre opositores e manifestantes anti-Evo. Carlos Mesa chamou a imprensa para pedir que a contagem fosse retomada logo cedo. Os protestos anti e pró-Evo começaram a ficar mais intensos. Em La Paz, El Alto, Cochabamba e Santa Cruz de la Sierra, houve manifestações. Durante o tempo em que o país prendeu a respiração para saber qual de fato tinha sido o resultado, houve agressões por parte de antievistas a casas e propriedades dos apoiadores do presidente. Por outro lado, os seguidores de Morales ergueram fogueiras e barricadas contra a chegada de opositores.

Quando Morales saiu a comemorar a vitória no primeiro turno, a tensão se instalou no país. Logo, a OEA (Organização dos Estados Americanos) manifestou dúvidas sobre a contagem dos votos. O que se viu, nos dias e nas semanas seguintes, foi a escalada dos enfrentamentos entre os dois polos da sociedade. Houve atentados contra autoridades regionais do MAS, enquanto nos bairros mais abastados das grandes cidades os opositores antievistas armaram barricadas para defender suas casas. Comerciantes taparam as fachadas de suas lojas com muros de cimento. Houve saques a mercados e lojas. O país parecia acéfalo enquanto a questão das urnas era decidida.

Em Santa Cruz de la Sierra — tradicional bastião opositor —, um líder de extrema-direita, Luis Fernando Camacho, começou a se projetar insuflando a reação nas ruas contra os apoiadores do MAS. Estes, por sua vez, respondiam com mais violência. O caos durou vários dias, e se intensificou sensivelmente quando membros da polícia e do Exército passaram a demonstrar, também eles, sua insatisfação com o resultado.

No dia 10 de novembro, pressionado pelas Forças Armadas, Evo Morales renunciou. Após ele, toda a sua linha sucessória fez o mesmo, deixando o país sem uma liderança constitucional. Afirmando que sua vida estava em perigo, ele e seu vice, Álvaro García Linera, abandonaram o país. Primeiro, em direção ao México, depois, fixando-se na Argentina, acolhidos pelo presidente Alberto Fernández.

Os dias subsequentes à renúncia de Morales foram muito tensos em La Paz, onde eu então me encontrava para cobrir os fatos que sucederam a saída do agora ex-presidente do país. Por alguns dias, o país ficou sem mandatário, e os militares nas ruas tentavam conter a violência e os protestos dos que não se conformavam com a saída de Morales. Nos bairros da região sul da cidade, os moradores protegiam-se com barricadas contra as ondas de manifestantes que desciam de El Alto. Houve vandalização de estabelecimentos comerciais e queima de automóveis e ônibus. Os antievistas, por sua vez, também agiam com violência, incendiando ou tentando incendiar as casas de políticos do MAS.

Com o vácuo no poder, o mundo passou a conhecer a senadora Jeanine Áñez, que era a segunda vice-presidente do Senado e, após a renúncia de toda a linha sucessória da gestão do MAS, a autoridade de maior hierarquia que havia sobrado no país.

Entretanto, para assumir o poder, Áñez precisava convencer o Congresso a aceitar uma interpretação polêmica de dois regimentos: um que dizia respeito à sucessão no Senado; outro, um artigo da própria Constituição.

O Senado havia ficado acéfalo com a renúncia de sua presidente e do primeiro vice. A norma da casa permitia que Áñez, como segunda vice, assumisse a liderança da Casa. Daí a assumir o Executivo, Áñez valeu-se do artigo da Constituição que definia que o presidente do Senado assumiria na ausência dos anteriores na linha sucessória. No caso, eles haviam renunciado.

Ou seja, houve uma manobra legislativa, boicotada pelos congressistas do MAS que não compareceram à sessão do Congresso que a aprovou. Do lado de fora, uma multidão protestava contra o que considerava um golpe de Estado. Assim, de maneira ilegítima, Áñez tomou posse da Presidência interina, apoiada por vários membros da oposição, entre eles Luis Fernando Camacho e seu grupo de apoiadores conservadores.

Uma das críticas que se fazem a Morales e ao MAS é em função da renúncia coletiva, que, justamente, abriu a brecha para que Áñez chegasse ao poder. Num primeiro momento, apenas Evo Morales e García Linera haviam renunciado. Ambos haviam pensado que o melhor seria deixar que Adriana Salvatierra, então líder do Senado, assumisse, para que esta convocasse novas eleições.

Em seguida, porém, Morales fez um cálculo equivocado: decidiu pedir a Salvatierra que também renunciasse. Assim — ponderou Morales —, a situação social tensa e o vácuo no poder seriam tão grandes que ele poderia ser chamado de volta para acalmar os ânimos no país. Em entrevista que fiz com Salvatierra meses depois, indaguei-a sobre a estratégia adotada, e se não teria sido melhor que ela permanecesse no cargo, podendo ser, assim, uma presidente interina mais legítima. Ela respondeu:

> "Não pense que teriam deixado eu assumir. O golpe não foi contra o presidente Evo Morales, foi contra o nosso projeto político, contra o processo de mudança que estávamos pro-

movendo na Bolívia, foi para se apropriar de nosso lítio, além de outras riquezas. Nós sempre soubemos que estávamos lidando com interesses internacionais poderosos. Agora isso veio à tona. Foi essa pressão interna e externa que causou o golpe. Nós fomos pressionados a renunciar, Evo foi tirado do poder. Nunca deixariam que eu assumisse. Não houve condição para uma sucessão constitucional. As Forças Armadas e a polícia estavam do lado do grupo interessado no golpe."

Os enfrentamentos continuaram e dezenas de pessoas morreram na repressão militar que Áñez impôs ao país nos dias e semanas que se seguiram à sua posse. As imagens nas ruas eram terríveis: seus apoiadores queimavam *wiphalas* e sinalizavam que "a Bíblia voltaria a unir os bolivianos", segundo palavras de Áñez, numa demonstração de total desrespeito à pluralidade religiosa e cultural do país.

Os apoiadores de Evo respondiam também com violência, bloqueando estradas e impedindo a circulação de transportes públicos e o abastecimento de cidades.

Os embates eram cada vez mais violentos. Do lado dos apoiadores de Evo, os gritos eram: "Agora sim, guerra civil, agora sim, guerra civil" ou "Mesa, Camacho, queremos sua cabeça". Do lado dos que apoiavam a saída do ex-presidente, gritava-se "morte à *wiphala*", "viva Bolívia católica" e assim por diante.

Naqueles dias, Áñez afirmava e repetia que seu único propósito era estabelecer as condições para que houvesse novas eleições num prazo de noventa dias, segundo determina a Constituição.

Porém, ao longo das semanas, Áñez mostrou suas reais intenções. Passou a tomar decisões que extrapolavam suas competências como mandatária interina. Entre elas, contrair dívida e renegociar contratos comerciais com outros países. Ao final, se contradisse tanto que, em janeiro de 2020, resolveu concorrer ao novo pleito, ainda sem data — mas que, como candidata à Presidência, ela era a responsável por convocar. A essa altura, acabou perdendo, também, o apoio do restante da oposição anti-MAS.

A CRISE INSTITUCIONAL SE agravou quando começaram a ocorrer os primeiros casos de coronavírus no país. Por um lado, dava-se a desculpa de que Áñez precisava permanecer mais tempo no poder, resultando em dois adiamentos da data das eleições. Por outro lado, impediam-se manifestações contra ela, com a justificativa de que aglomerações estavam proibidas. Convocadas inicialmente para maio de 2020, as eleições acabaram ocorrendo apenas em outubro, quase um ano depois da votação original.

Nesse meio-tempo, a auditoria da OEA, que havia apontado irregularidades na votação de outubro de 2019, foi contestada por organismos internacionais e por um estudo publicado no jornal americano *The Washington Post* por membros do Election Data and Science Lab (Laboratório de Ciência e Dados de Eleições), do MIT (Massachusetts Institute of Technology). Nele, estudiosos questionavam a auditoria realizada pela OEA na contagem dos votos da eleição boliviana, afirmando não haver "evidência estatística de fraude". A divulgação desse estudo colocou mais lenha na fogueira dos protestos e da polarização no país.

Era, porém, tarde demais. Morales havia saído da Bolívia, enquanto Áñez cercava-se de funcionários de direita determinados a manter mão de ferro contra o MAS, entre eles o ministro de Governo, Arturo Murillo.

Na Argentina, Morales recebeu abrigo por parte do então recém-eleito governo peronista de Alberto Fernández. Este, por sua vez, lançou mão do asilo político de Morales para fazer propaganda: interessava a Fernández mostrar-se como um governo de centro-esquerda. Abrigar Morales como refugiado político de luxo, nesse sentido, era algo que emitia bons sinais para as alas de esquerda do país, dentro e fora do peronismo.

Na Argentina, Morales pôde reunir a militância e começar a articular um retorno do MAS ao poder. A princípio, isso parecia impossível, devido ao pulso firme de Áñez, mas com o tempo o quadro foi mudando. Morales sonhava com um retorno épico à Bolívia, com o MAS de volta à Presidência. Sua volta acabou ocorrendo em 9 de novembro de 2020, apenas um dia depois da posse do atual presidente, Luis Arce.

O governo interino da Bolívia protestou contra o acolhimento argentino, acusando o país vizinho de dar abrigo a alguém que tinha contas pendentes com a Justiça boliviana. Morales foi acusado de terrorismo por causa de sua suposta atuação nos protestos de 2019. Era atribuído a ele haver estimulado e promovido atos de violência, mesmo estando a distância, por meio de ligações telefônicas em que teria comandado ativistas do MAS, pedindo que bloqueassem estradas.

Com a pandemia do coronavírus já castigando o país, Áñez colocava a culpa da falta de insumos médicos e de alimentos em militantes do MAS. Segundo ela, estes obedeciam às ordens de Morales, e vinham bloqueando as estradas para impedir o abastecimento de remédios e de provimentos nas cidades atingidas pela pandemia.

O curto e ilegítimo período de governo de Jeanine Áñez foi marcado por avanços dela em assuntos que não competiam a uma gestão de transição, como política e comércio internacionais. Além disso, há que se destacar a intensa repressão a apoiadores do MAS, a péssima administração da pandemia e a grande pressão para controlar a mídia.

De positivo, talvez, pode-se reter o fato de ela ter mostrado que havia um setor expressivo da sociedade realmente muito incomodado com o projeto de inclusão nacional que Morales defendia — e do qual era o principal símbolo. Um setor que não é pequeno e que reivindica uma Bolívia de hegemonia branca e católica. Apesar do retorno do MAS ao poder no fim de 2020, esse setor continua existindo e acumulou rancores ao longo da última década e meia.

Ou seja, é tarefa do atual presidente, Luis Arce, e dos governantes vindouros tratar de curar essa ferida aberta. Caso contrário, a instabilidade institucional continuará sendo um problema do país, dando espaço para o retorno de populistas autoritários.

Áñez tem formação em direito e havia sido apresentadora de TV. Nasceu na região do Beni, uma das mais extensas da Bolívia. Faz fronteira com o estado brasileiro de Rondônia, tem clima tropical, e mantém uma disputa cultural e política com a região andina do país. Isso acirrou os conflitos entre os apoiadores de Morales, em La Paz, e a mandatária. Católica, Áñez entrou no Palacio Quemado, a sede do governo boliviano, carregando uma Bíblia e, entre outras coisas, passou a acusar Morales de ser um ateu que estava atentando contra os valores da família tradicional boliviana.

As ações para o que Áñez chamou de "pacificação" do país foram baseadas no uso da força. Sua mão de ferro predominou na dura repressão às manifestações de militantes do MAS, enviando o Exército às ruas.

Pelo menos dois massacres estão ainda sendo investigados, mas apontam para o abuso do uso da força. Trata-se dos ocorridos em Senkata (El Alto) e Sacaba (Cochabamba), onde morreram 36 civis.

Na área internacional, Áñez fez várias investidas para mudar o rumo da política externa do país nos últimos 14 anos. Passou, por exemplo, a apoiar o controverso "governo interino" de Juan Guaidó, na Venezuela, quando Morales sempre havia estado alinhado com o chavismo. Também se aproximou do Brasil de Jair Bolsonaro e dos EUA de Donald Trump, ambos governos criticados por Morales.

Áñez também avançou contra a liberdade de expressão. Não que Morales tivesse sido muito a favor de uma imprensa livre. Até hoje, o ex-mandatário acusa os meios independentes de seu país de terem participado do "golpe" contra ele. Também em sua gestão houve pressão econômica e política que gerou entraves para que jornais e TVs atuassem de forma livre.

Mas Áñez foi um pouco além disso. Impediu o canal de esquerda Telesur de continuar exibindo sua programação no país e exerceu pressão política nos principais veículos que, logo, se alinharam com o governo. Isso se deu nos primeiros meses de sua gestão.

Depois, por conta da pandemia do coronavírus, a mandatária tentou passar um decreto para punir os meios que agiam com "desinformação" com relação à pandemia. A controversa lei acabou sendo derrogada, porque, afinal, abria espaço para que qualquer meio fosse penalizado segundo o que o governo considerasse que podia ser "desinformação".

A pandemia do coronavírus teve consequências trágicas para a Bolívia, um dos países da região que realiza menos testes e que possui um sistema de saúde débil. Apesar das melhorias realizadas no período de Morales, o sistema hospitalar acabou sendo duramente golpeado pelo vírus. Imagens de pessoas morrendo na rua ou em filas para serem atendidas em prontos-socorros chocaram o mundo. A pandemia, que atingiu toda a região, bateu na porta da Bolívia num péssimo momento: em meio a uma crise institucional, com uma presidente interina que havia chegado ao poder de modo ilegítimo, com o principal líder da oposição exilado, e com dificuldades para organizar eleições devido às limitações impostas pelas crises política e sanitária.

Áñez até que reagiu rápido, determinando uma quarentena restritiva em 17 de março. Esta, porém, deu poucos resultados em um país cuja informalidade rondava os 70%. Por conta disso, era difícil, para a maioria dos bolivianos, ficar em casa. Afinal, precisavam trabalhar de dia para comer à noite.

O coronavírus atingiu, assim, um país despreparado para a pandemia, com um sistema de saúde que, apesar de ter sido melhorado nos anos Evo Morales, não tinha as condições necessárias para realizar tantas internações em UTI de uma só vez. Tampouco possuía a capacidade de testagem em massa da média da região que, por sua vez, já era muito baixa com relação a outras partes do mundo.

Os números oficiais foram contestados pela oposição e por médicos independentes, que consideravam que as cifras não mostravam a real dimensão do problema. Em cidades como Cochabamba e Santa Cruz de la Sierra, pessoas morriam nas filas esperando atendimento. Em La Paz, a situação era um pouco melhor, embora o sistema tenha chegado, também, perto do colapso.

Quando a pandemia começou, a Bolívia tinha apenas 430 leitos de terapia intensiva e uma população de 11,5 milhões de habitantes.

Nesse contexto, nada impediu que a desinformação, que impactou negativamente a batalha contra o coronavírus em todo o planeta, se espalhasse também pela Bolívia. Era comum ver, em várias cidades, o uso indiscriminado do dióxido de cloro, que não só não é eficiente contra o coronavírus como também traz risco de morte a quem o toma. O mesmo ocorreu com outros medicamentos, vendidos num agitado mercado negro, ao qual, em muitos casos, era também necessário recorrer para conseguir remédios receitados por médicos.

O governo tentou uma distribuição de auxílios emergenciais para socorrer os mais carentes. Embora eles tenham ajudado, houve o problema de não chegar a todos. Isso se deu, justamente, por conta da alta taxa de informalidade entre os bolivianos. E pelo fato de, por questões geográficas e de falta de comunicação com certas regiões, haver muita gente fora do sistema bancário, e sem possibilidade, portanto, de ter acesso aos magros benefícios.

Em meio à pandemia, o governo de Jeanine Áñez começou a se mostrar fraco e corrupto. Seu ministro da Saúde,

Marcelo Navajas, foi acusado de comprar 170 ventiladores respiratórios com preço superfaturado. Navajas terminou preso e, ainda por cima, descobriu-se que os ventiladores não eram adequados para a função que tinham de desempenhar.

A candidatura da presidente interina, anunciada em janeiro, causou revolta no MAS, além de crítica entre muitos representantes da oposição, a maioria deles renunciando ao apoio que vinham dando a Áñez. Os ataques aumentaram ainda mais quando ela passou a usar inaugurações e eventos a que podia ir, por ser presidente, como atos de campanha — enquanto os demais candidatos tinham de ficar confinados em casa, em quarentena.

Os protestos voltaram a ocorrer no período de campanha eleitoral, principalmente por parte dos apoiadores do MAS, que exigiam a retirada da candidatura de Áñez e a realização de eleições o mais rápido possível. A campanha contra Áñez era liderada, da Argentina, por Evo Morales. Outros setores da sociedade também se manifestavam contra as restrições da quarentena e a desaceleração da atividade econômica.

O MAS foi acusado de colaborar para a má gestão da pandemia, ao bloquear estradas e, segundo o governo, impedir a chegada de insumos médicos e alimentos às principais cidades. As informações em relação a isso são desencontradas. O MAS nega que tenha orientado seus apoiadores a interromper a circulação desse tipo de transporte.

O governo de Áñez atuou duramente na repressão e, como já dito anteriormente, tentou calar a imprensa ao aprovar um decreto que sancionava a "desinformação como delito contra a saúde pública". Assim, quem publicasse reportagens ou conteúdos sobre o novo coronavírus que o governo considerasse falsos poderia pegar de um a cinco anos de prisão. Além de críticas dos meios de comunicação e da oposição, a medida chamou a atenção de organismos internacionais, como a ONG Human Rights Watch, e a decisão acabou sendo revogada.

Finalmente, a eleição presidencial ganhou uma data definitiva para ocorrer: 18 de outubro de 2020. Morales decidiu que não insistiria em tentar participar, e o MAS começou a debater quem disputaria pela sigla.

O partido, que vinha dando apoio massivo a Morales nos últimos tempos, dividiu-se ao longo desse complicado ano. De um lado, havia a ala mais conciliadora e atuante no Congresso (e que continuou tendo maioria do MAS mesmo após a renúncia de Morales). De outro, a ala mais rebelde ligada a movimentos sociais e populares, que não se resignou a aceitar o governo interino e continuou manifestando-se nas ruas, com bloqueios de estradas e enfrentamentos.

A oposição ao MAS, em todo caso, continuava fragmentada. Na verdade, atualmente, não existem outros partidos na Bolívia com tanta presença nacional quanto o MAS. Os únicos que poderiam disputar com a sua força seriam os de Carlos Mesa, político de centro-esquerda que pertence à classe média alta de La Paz, e, talvez, o de Áñez, impulsado pelo fato de ela ter estado no poder. Mas a má administração da pandemia e a violência que usou nas manifestações, além do mau desempenho econômico da Bolívia acabaram enterrando suas chances. Em setembro, a presidente interina abandonou definitivamente a corrida eleitoral.

Mesa, portanto, era a única opção a realmente fazer frente ao MAS. Ele havia sido vice-presidente do empresário liberal Gonzalo Sánchez de Lozada (1993-1997 e 2002-2003) e assumiu a Presidência depois de um enfrentamento entre forças de segurança e grupos de trabalhadores organizados. O episódio resultou em 64 mortes e na renúncia de "Goni" (como Sánchez de Lozada era conhecido).

Embora tenha alcançado avanços em outras áreas, Mesa não conseguiu diminuir o atrito com os sindicatos. Foi nesse cenário de distúrbios sociais que o então sindicalista cocaleiro indígena Evo Morales começou a se projetar.

Mas o fato é que Mesa não resistiu muito no cargo e acabou renunciando vinte meses depois. Um de seus desafios nas campanhas de 2019 e de 2020 era tentar convencer as pessoas de que não iria "amarelar" outra vez.

O MAS, depois de debates entre suas alas divididas, acabou optando por Luis Arce, candidato preferido de Morales. Calmo, afeito ao diálogo e conciliador, mas ao mesmo tempo firme em suas convicções de esquerda, Arce havia sido ministro da economia de 2006 a 2017, ou seja, durante a maior parte do governo de Morales. Saiu apenas por conta de um problema de saúde.

Houve certo incômodo entre os setores mais radicais do MAS, pelo fato de Arce não ser um representante indígena como Morales. Arce é de uma família mestiça de classe média de La Paz, estudou economia na Universidad Mayor de San Andrés e fez mestrado na Universidade de Warwick, na Inglaterra. É um socialista convicto, e foi no meio universitário que começou a militar. Mas, até ser convidado por Morales para assumir o cargo de ministro, nunca tinha tido atividade política.

A ponderação de Morales era a de que Arce era um candidato que sinalizaria para uma gestão mais contemporizadora e mais amiga dos mercados, ao mesmo tempo em que defendia os mesmos ideais que haviam ajudado a construir o MAS.

A ala mais radical do partido tinha preferido outra opção, o ex-chanceler David Choquehuanca, aimará como Morales, defensor do chavismo e mais à esquerda que Arce. Para agradar aos dois lados, o MAS se uniu sob a candidatura de Luis Arce para presidente, com Choquehuanca como vice.

O fato de ter conseguido, com essa proposta, unir o MAS, mostrou o quanto Morales, mesmo exilado na Argentina, tinha ainda capital político. Bastava haver uma dissidência no partido e a eleição de Arce talvez não tivesse ocorrido. Mesmo sob fortes críticas internas, foi Evo Morales quem manteve o partido unido para voltar de modo épico ao poder.

Cheguei à Bolívia alguns dias antes da eleição. As pesquisas apontavam para um desfecho incerto, mas com grandes chances de o pleito ser decidido num segundo turno entre Arce e Mesa.

O país tinha acabado de atravessar o primeiro grande impacto do coronavírus e, nas ruas, os sinais disso eram evidentes. Enquanto em El Alto, onde vive, de um modo geral, a população de mais baixa renda (e onde há muito comércio de rua), eram comuns as aglomerações e a falta do uso de máscara, na zona sul os restaurantes e os hotéis há pouco reabertos tentavam seguir os protocolos de segurança. Por toda parte, as histórias que se contavam sobre os dias de maior contaminação eram dolorosas.

Estive com os dois principais candidatos. Carlos Mesa me recebeu em sua sede de campanha, uma ampla casa na zona sul da cidade. Nele, sempre me impressionaram o caráter zeloso de suas declarações e a excessiva preocupação em se mostrar um democrata moderado. Seu conhecimento da Bolívia, porém, apesar de seu olhar agudo de historiador, parece limitado pelo ambiente em que foi criado.

Quanto a Luis Arce, estive com ele em seu centro de campanha, uma casa modesta no bairro de classe média de Sopocachi. Sorridente, calmo e muito confiante em sua vitória, dizia haver vários elementos em jogo para que se mantivesse tranquilo em relação a ela: a ampla presença do MAS em todo o território boliviano; a quase unanimidade, entre os bolivianos, de que a gestão de Áñez havia sido desastrosa; e a confiança que transmitia ao refletir um aspecto de sucesso na gestão de Morales: a economia.

Arce venceu a eleição, com folga, ainda no primeiro turno. Teve uma votação de 55,1% contra 28,8% de Mesa. No dia seguinte ao da sua vitória, voltei àquela casa de campanha. Encontrei-o risonho e tranquilo como da outra vez, ainda que com um certo ar de cansaço. A principal pergunta que lhe fiz foi a de como planejava levantar a economia do país após um ano de mau governo e de pandemia.

"Temos que apostar na economia interna, no fortalecimento do mercado interno, que será o motor de nossas finanças", disse, apontando, como grandes erros da gestão anterior, contrair dívidas e a impressão de muito dinheiro. Afirmou que voltariam a ser pagos os bônus e os programas de assistência que existiam na gestão de Evo Morales, na esperança de que esse dinheiro aquecesse a economia popular. Trata-se mais ou menos da mesma fórmula usada nos anos Morales, descontando-se o ponto negativo de não estarmos mais no período de bonança do "boom das commodities".

Arce também mencionou a ideia de diversificar as exportações, para que a Bolívia se torne menos dependente da venda de gás. Até o final de 2020, porém, essa ideia era ainda incipiente. Em todo caso, outra área de grande aposta para os bolivianos é a da exploração do lítio, recurso que abunda no país.

Com relação ao Brasil, Arce disse não se preocupar com o fato de o país vizinho ser governado por alguém de ideologia tão diferente da do MAS. O que reforçou, isto sim, foi que o contrato de exportação de gás que havia sido acertado entre a gestão Áñez e o governo Bolsonaro deveria ser revisto. "Um governo interino não pode lotear um país antes de ir embora. Sua gestão era apenas para realizar a transição, não tinham de ter renegociado o gás. Vamos querer rever esse contrato", afirmou, sem abrir espaço, porém, para criar atritos com o Brasil. Seu estilo menos combativo contrasta muito com o de Evo e, talvez, por isso mesmo ele tenha sido escolhido para sucedê-lo.

Arce enfatizou que tem diferenças em relação a Morales. O ex-presidente, por exemplo, tem ressentimentos com a imprensa, culpando-a pelo "golpe" que o derrubou e dizendo que "era preciso fazer algo com os meios de comunicação". Arce se posiciona de modo muito diferente com relação ao assunto. "Discordo desse critério do ex-presidente Morales. Minha posição é diferente. Não haverá nenhum tipo de limitação à liberdade de expressão no meu governo", afirmou.

Morales acabou voltando à Bolívia numa caravana que saiu de La Quiaca, na fronteira com a Argentina. Ali, despediu-se do presidente Alberto Fernández, a poucos dias de sua renúncia completar um ano. Seguido por mais de oitocentos carros com militantes, passou por alguns povoados até chegar à província de Chapare. Ali, na região do Trópico, onde começou sua atuação política como sindicalista cocaleiro, Morales disse que iria se instalar, dedicando-se, talvez, à agricultura.

Arce continua reafirmando que Morales não terá nenhum poder sobre a nova gestão. De fato, até o começo de 2021, este não havia interferido em nenhuma questão administrativa. A sombra de sua presença, porém, é algo que será sentido por Arce. Cabe ao presidente marcar posição e estabelecer os termos de sua relação com Evo Morales, para evitar a concentração de poder e o populismo. Sem, obviamente, negar o fato de que, não fosse o ex-presidente, o MAS poderia ter se fragmentado, perdido essa eleição e, com isso, colocado ainda mais em risco o legado dos anos Morales.

VENEZUELA

Por que a Venezuela virou a Venezuela?

Lanço esse título como uma provocação. Cobrindo distintos protestos e tensões na América Latina nos últimos anos, frequentemente deparei-me com a ideia de se comparar a situação trágica de um país ao "perigo" de o mesmo "virar uma Venezuela". A comparação virou quase um mantra, e quase sempre propagado pela direita a fim de causar medo na população daquilo que "a esquerda é capaz de fazer com um país". Ao mesmo tempo, tornou-se parte de quase todas as campanhas eleitorais recentes de candidatos de direita ou de extrema-direita, como se se tratasse de uma doença contagiosa: a doença do populismo aliada à desgraça, à pobreza, à corrupção. Infelizmente, a banalização do uso da expressão "virar Venezuela", acompanhado da propagação de fake news e campanhas distorcidas não ajudam a compreender o caso venezuelano e como este impacta a região.

Surpreendentemente, isso vale também para países como o Chile, cuja população é reconhecidamente mais instruída que a da média da região. Enquanto no último dia 25 de outubro as pessoas saíam às ruas para comemorar o fim da Constituição de Augusto Pinochet, circulavam pelas redes vários memes sugerindo que o país andino agora iria ganhar as cores da bandeira venezuelana. A argumentação dos que votaram contra a mudança ia em geral nessa linha: "Vão mexer no texto da Constituição, colocar várias coisas comunistas ali, e vamos virar a Venezuela."

Algo parecido é repetido constantemente pelos bolsonaristas no Brasil: se o país tivesse optado por seguir com o PT no poder, estaríamos "no caminho da Venezuela". Tal coisa se deve à presunção de que qualquer líder político de esquerda necessariamente tomaria decisões que nos levariam a uma crise humanitária da proporção da que temos hoje na Venezuela, que obrigou mais de cinco milhões de venezuelanos (segundo dados da ONU) a deixar o país.

Como historiadora sempre em busca de entender contextos, e como jornalista que pisa em cada país e observa a realidade sempre muito singular de cada cultura, de cada conjuntura, a ideia de que "a Argentina está virando uma Venezuela" — por causa do retorno do peronismo; ou de que os uribistas devem seguir comandando a Colômbia para que o país não seja entregue ao "castro-chavismo" (expressão de Álvaro Uribe que corresponde a "virar uma Venezuela") — não é apenas uma afirmação genérica e absurda, mas também demonstração de ignorância e de má-fé reunidas.

Diríamos, ao contrário, que por conta da trajetória política, econômica e social única de cada país, apenas a Venezuela pode "virar a Venezuela". A Argentina, por sua vez, sempre irá virar a própria Argentina, assim como o Brasil será o Brasil, e assim por diante.

Parece que estou perdendo tempo, aqui, dizendo banalidades. Mas o fato é que é tão comum ouvirmos ou lermos coisas do gênero, que só posso atribuir isso a narrativas dedicadas a manipular, com má informação, a vontade e o voto de cidadãos desavisados. Quem diz que algum lugar "vai virar uma Venezuela", no sentido trágico da expressão, geralmente conhece pouco da história política, do contexto e da cultura venezuelanos.

Mas é preciso reconhecer — até como uma falência do jornalismo — que essa expressão tem sido eficiente desde, pelo menos, o ano de 2015.

Podemos incluir, aí, a vitória de Mauricio Macri na Argentina, naquele ano. E o fato de, na Colômbia, parte da população ter sido estimulada a votar pelo "não" em 2016 no plebiscito para aprovar o acordo de paz com as Farc (Forças Armadas Revolucionárias da Colômbia), além da posterior eleição, em 2018, do centro-direitista Iván Duque. Todas essas vitórias da direita se apoiaram na ameaça de que seus países poderiam "virar a Venezuela".

Mas por que o argumento é tão falacioso?

A resposta é simples. Apenas a Venezuela é a dona de sua própria história, de suas escolhas, dos personagens que surgem em seu território. A ideia de que os países da América Latina estejam condenados a viver, a cada vez, processos políticos semelhantes entre si (coisa que de fato ocorreu no passado) está longe de ser uma lei pétrea. Por muito tempo, isso se verificou por conta de questões históricas (a colonização) e geopolíticas (a Guerra Fria e suas consequências). Mas, à medida que vamos nos afastando desses episódios, cada vez mais são as escolhas e a cultura locais que ditam os caminhos. O *Zeitgeist* (espírito do tempo) existe, mas não é desculpa para que se siga tomando decisões erradas; ou para que não se faça nada a respeito quando seu próprio país clama por uma situação melhor.

Começo explicando, então, como "a Venezuela virou a Venezuela" — com o perdão do trocadilho — pela chegada de Hugo Chávez (1954-2013) ao poder, e o que isso significou para o país.

Quando Chávez assumiu a Presidência em 2 de fevereiro de 1999, a Venezuela vivia um período de tensão social, crise econômica e instabilidade política. A pobreza atingia 49,4% da população, segundo a Cepal (Comissão Econômica para a América Latina e o Caribe). Se fosse o caso de escolher o principal avanço que Chávez conseguiu no país, eu destacaria o fato de que, em 2012, mesmo com o regime já assumindo cores autoritárias, a cifra de pobres tinha baixado para 27,8%. Neste ponto crucial, portanto, valeu a pena. Lamentável que isso venha sendo jogado no lixo de modo dramático nos últimos anos.

A redução do índice de pobreza nesse período é algo importante, por representar o motor que por muito tempo moveu o chavismo. Ela significou que o país passou a ter uma nova classe média, mais morena e mais misturada, com outros códigos e cultura, e que, principalmente, havia estado afastada das decisões importantes do país por muitas décadas.

Com a eleição de Chávez e a retirada dessas pessoas da pobreza, emergiu um país diferente, com uma formação social nova, na qual não cabia mais que a disputa pelo poder fosse realizada apenas no âmbito de um pequeno grupo político, como vinha sendo até então. Essa foi a verdadeira "revolução" de Chávez: a de alterar o modo como a sociedade venezuelana estava estruturada e dar voz a um estrato da população que até então não participava de seus debates e muito menos das decisões políticas internas ou externas do país.

Oriundo da classe média, filho de professores, Chávez entrou para o Exército aos 17 anos, em 1971. Dentro das Forças Armadas, passou logo a vivenciar um período de frustração com o sistema político venezuelano.

Este ainda se baseava no sistema de dois partidos, com políticos há muito conhecidos do público se alternando no poder. Muitos estavam conhecidamente envolvidos em casos de corrupção; ou eram acusados de má administração das riquezas do país, a maioria delas advindas do petróleo, o grande produto de exportação venezuelano.

Esses grupos que se revezavam no poder se resumiam, como mencionei, a dois partidos: a AD (Ação Democrática), cuja origem tinha inspiração na social-democracia, mas que, hoje, identifica-se mais com a centro-direita; e o Copei (Comitê de Organização Política Eleitoral Independente) — partido com o qual a Ação Democrática se alternava no poder —, um pouco mais progressista do que esta e que representava a democracia cristã.

Hoje, o Copei é um partido bem menor, que teve várias dissidências, enquanto que a AD tem ainda algum protagonismo dentro da oposição à ditadura de Nicolás Maduro.

De todo modo, nenhum desses dois partidos podiam ser identificados, na Venezuela, com o que hoje conhecemos como esquerda. Antes, tratava-se de partidos elitistas e pouco identificados com as pautas da justiça social, com as políticas de melhor distribuição dos volumosos benefícios advindos do petróleo, ou com a destinação, enquanto gasto público, de grandes somas à saúde ou à educação.

Esse tipo de política era praticamente inexistente, mesmo com a entrada de rios de dinheiro oriundos da exploração dos recursos naturais.

O surgimento de Chávez se explica a partir deste contexto. Havia um estrato da sociedade excluído do jogo político e que vivia na pobreza. Ao mesmo tempo, a Venezuela era um país com imensas reservas petrolíferas, que no auge da exportação do petróleo mantiveram a economia vibrante, que possibilitou que se erguessem inúmeras obras arquitetônicas vanguardistas, atraindo artistas e intelectuais de outros países.

Porém, muito pouco dos benefícios dessa indústria milionária havia sido repassado para o conjunto mais amplo da população.

O cansaço político e social com relação a esses governantes vinha crescendo, e foi esse o ambiente que criou as condições para que a figura de Chávez e suas bandeiras ganhassem projeção.

No começo da década de 1980, ainda dentro do Exército, Chávez criou o Movimento Bolivariano Revolucionário 200. Com este, tentou dar um golpe de Estado, em 1992, contra o então presidente Carlos Andrés Pérez.

Andrés Pérez foi um dos principais nomes da Ação Democrática e governou o país em dois mandatos, entre 1974-1979 e 1989-1993.

Chávez, porém, fracassou e acabou sendo preso. Andrés Pérez retomou a narrativa, apontou para a ilegalidade do delito de Chávez e, num primeiro momento, saiu vitorioso da disputa com o militar rebelde.

Essa vitória, porém, foi temporária. Em termos simbólicos, a imagem de Hugo Chávez derrotado, mas por defender ideais compartilhados por muita gente, acabou sendo muito eficiente. Frente à atitude e à dura reprimenda oficial, ele acabou ganhando milhares de seguidores e reforçou uma voz de descontentamento que já havia no ar por conta da crise econômica, acentuando o desgaste político de Andrés Pérez.

Seu período na prisão foi breve. Em 1994, por meio de um indulto concedido pelo então presidente Rafael Caldera, acabou sendo libertado. A partir daí, Chávez mudou de estratégia. Para ser mais bem aceito por outras camadas da sociedade e mesmo pela comunidade internacional, começou a alimentar seu projeto de chegar ao poder pela via das urnas — aproximando-se das camadas mais populares, e com um discurso que fazia todo o sentido naquele momento.

Chávez apelava para o eterno esquecimento a que essa parte da população havia sido relegada. Com isso, a adesão às suas ideias acabou sendo imediata e muito alta. Finalmente aparecia um líder moreno, popular e patriota, cuja imagem, além disso, era a de um homem forte e valente que havia colocado a vida em risco pela pátria.

Vale reforçar que, nos países andinos, o Exército possui uma imagem distinta da que se tem dele no Cone Sul. Em geral, quem integra suas filas são figuras da classe média baixa. Em alguns países, como o Equador, há inclusive um maior número de indígenas e mestiços nas Forças Armadas. Portanto, parte da população andina identifica-se bastante com o Exército. Some-se a isso o fato de não ter existido, nos países da América Andina, ditaduras no modelo das do Cone Sul, que chegavam invadindo palácios e congressos com tanques, e que torturavam e desapareciam com as pessoas de modo sistemático.

Chávez ganhou a eleição de 1998 nesse contexto político-social. Para sustentar seu discurso, lançou mão da figura de Simón Bolívar (1783-1830), herói da libertação da Venezuela e de outros países sul-americanos do domínio espanhol.

Muito já se falou na "distorção" da imagem de Bolívar realizada por Chávez e perpetuada até hoje pelos chamados "bolivarianos" mais convictos. Chávez colou em Bolívar o rótulo de um líder socialista, algo que o Bolívar histórico, em carne e osso, nunca foi. Trata-se de um personagem histórico muito complexo, e que ao longo da vida foi mostrando uma série de matizes distintas que dificultam essa classificação com rótulos tão dogmáticos.

Em certos momentos da vida, inclusive, Bolívar chegou a defender ideias conservadoras, e depois de anos a tentar realizar uma revolução nas Américas, mostrou-se, claramente, bastante decepcionado. Assim, associar Bolívar, diretamente, ao conceito de esquerda tal como o conhecemos no século XX é um anacronismo bastante equivocado.

Por outro lado, é certo que Bolívar foi um membro da aristocracia local que se revoltou com a ideia de uma Venezuela subordinada ao Império Espanhol. Sua luta patriótica pela independência da América e seu desejo de mudar a sociedade o transformam, sem sombra de dúvidas, em um progressista dentro de seu tempo.

Suas contradições, porém, eram muitas: iam de não considerar a escravidão um problema, no começo de sua vida, a convencer-se, mais tarde, de que seria possível implementar repúblicas nas Américas. Tão complexo e mutante é o pensamento de Bolívar que, na Colômbia, por exemplo, país que também libertou, ele é um herói dos conservadores, da direita — ao passo que o ícone dos liberais, aí, é o general Santander (1792-1840), outro prócer da independência com quem Bolívar se desentendeu.

Ou seja: mais uma vez, em se tratando de Bolívar, nada é tão simples a ponto de se poder generalizar essa ou aquela ideia a seu respeito. Como tantos seres humanos daquele fervilhante século XIX nas Américas, Bolívar é cheio de matizes. Suas ideias sofreram impacto das situações que viveu e das pessoas com quem conviveu ou combateu.

Correta na apropriação feita por Chávez é, apenas, a imagem de um idealista, de um reformista, que queria não só uma Venezuela como uma América diferente.

Na leitura feita por Chávez, Bolívar passou a ser esse ícone socialista, anti-imperialista e revolucionário. E passou a representar, sobretudo, a figura inspiradora de seu projeto de "socialismo do século XXI". Bolívar é uma peça essencial para a construção de sua narrativa populista.

Com o correr dos anos e a transformação de Chávez, que foi de líder legítimo e democrático a ditador que queria eternizar-se no poder, o ideário de Bolívar foi distorcido mais uma vez, agora para justificar o autoritarismo crescente em que ia se transformando o regime chavista.

O governo de Chávez foi marcado por um antes e um depois da tentativa de golpe contra ele, em 2002. Pode-se dizer que, até aí, sua atuação podia ter traços autoritários, mas a Venezuela era uma democracia, uma novidade política; democracia essa que de fato vinha melhorando a vida de muita gente.

Depois de 2002, Chávez, talvez movido pela paranoia, além do desejo de não deixar o poder, foi cercando-se cada vez mais de militares, foi limitando seu círculo de pessoas de confiança, foi isolando o país de parte da comunidade internacional que, então, já questionava sua postura, a qual começava a mostrar-se antidemocrática na medida em que havia um avanço contra as instituições.

Chávez conseguiu aprovar uma lei para que houvesse reeleição indefinida no país. E seu plano era justificado pelo discurso de que uma revolução transformadora levaria tempo. Quem não lhe deu tempo, porém, foi seu próprio corpo. Um câncer o matou em março de 2013.

É difícil avaliar, agora que algum tempo já se passou, se o plano de Chávez estava desenhado assim desde o princípio. Nas declarações que deu logo após a eleição, no fim de 1998, Chávez se mostrava longe daquilo em que ele depois se transformaria. Numa famosa entrevista dessa época, concedida ao jornalista mexicano Jorge Ramos, o então presidente recém-eleito afirmou que estava "disposto a entregar o cargo em cinco anos", assim que terminasse seu mandato ou "até mesmo antes", caso o povo assim o pedisse.

Nessa época, Chávez ainda vestia terno e gravata, como um civil, e não o traje militar e a boina vermelha (ou o traje com as cores da bandeira venezuelana) que compõem sua imagem hoje mais célebre.

Seu primeiro gesto também não poderia se mostrar mais democrático. Já no início de 1999, convocou uma Assembleia Nacional Constituinte. A Carta que daí saiu é a que está vigente até os dias de hoje no país. Trata-se de uma Constituição bastante inclusiva, movida por uma tentativa muito nobre de tentar igualar a balança social do país. Ela reconhecia os direitos indígenas, incluía minorias e firmava a Venezuela como um país pluricultural. A Carta mudou até seu nome, que passou a ser República Bolivariana da Venezuela.

A Constituição também mudou o formato da estrutura do Congresso venezuelano. A Assembleia Nacional passou a ser unicameral, assim como é hoje. A duração do mandato de presidente aumentou de cinco para seis anos. E novas eleições foram marcadas já para o ano 2000.

Chávez legitimou seu poder vencendo e conquistando, com seu partido, o Movimento Quinta República (MVR), a maioria no novo Parlamento. Também pela primeira vez, os partidos tradicionais do país, a Ação Democrática e o Copei, tiveram representações muito reduzidas (16% e 5,3%, respectivamente). Esta foi uma chacoalhada muito importante na balança de poder dos partidos políticos venezuelanos. A chegada de Chávez desmontou uma estrutura armada havia muitos anos e deslocou de seu lugar políticos antes tidos como intocáveis no Parlamento.

Se por um lado tudo isso, de fato, era uma revolução, algumas características da "velha política" venezuelana persistiram com Chávez, e continuaram depois com Maduro. Nunca desapareceram, apesar de tanto discurso sobre transformação e revolução, elementos que mantiveram a antiga estrutura de poder do país, entre eles, sua enorme dependência do petróleo e o clientelismo.

Mas, então, qual foi a diferença do chavismo com relação ao que havia antes? Em primeiro lugar, a imensa redistribuição de renda que ele promoveu por meio do aumento do gasto social em planos e programas para os mais humildes. Além disso, destaque-se a abertura da política para que houvesse maior representação de um estrato da sociedade que antes não participava dela.

É óbvio que isso, ao beneficiar a tantos, incomodou a outros. Abriu-se uma brecha de polarização política que só foi se acirrando com o tempo. Havia preconceito, por parte da elite mais tradicional, contra essa nova classe média morena que passava a ocupar cargos públicos e, rapidamente, a melhorar de vida. Aumentava, também, a disputa por aqueles empregos ou cargos que ofereciam benefícios cuja origem era a exploração petrolífera.

A radicalização de Chávez pós-tentativa de golpe fez com que aumentasse a polarização entre seus seguidores e aqueles que se viam diretamente prejudicados com sua gestão.

Um dos elementos que mais acirraram esse estado de coisas foram as estatizações de empresas e de meios de comunicação.

Houve avanços contra a propriedade privada e a liberdade de imprensa. E foi então que a comunidade internacional também começou a olhar com maior preocupação para o que ocorria no país — e que ia se configurando como um ataque às instituições.

Enquanto o preço do petróleo permaneceu alto, foi possível manter as políticas de repasses de divisas por meio de distintos programas e investimentos. Isso ocorreu, principalmente, até 2008, ao mesmo tempo em que se verificava um aumento das críticas da oposição.

Chávez foi inflando o Estado, criando novos ministérios, aumentando o número de postos de trabalho no serviço público e aproximando o Exército dos cargos de poder. Com isso, conseguiu articular uma base de apoio a seu governo, que daria ao chavismo uma porcentagem importante de votos nas tantas eleições que vieram depois.

O chavismo foi marcado, desde o início, por grandes manifestações de rua. Chávez era um grande orador, e em seus tempos de auge de popularidade, era capaz de juntar milhares de pessoas para escutar seus discursos.

Só que aqueles que não gostavam do governo também começaram cedo a fazer sua voz ser ouvida nas ruas. A primeira grande manifestação contra Chávez data de 2001, e foi organizada pela Fedecámaras, o principal órgão de representação das empresas do país. No ano seguinte, veio a tentativa frustrada de golpe contra ele.

Foi um episódio marcante, primeiro pela sua gravidade, já que houve a tentativa de se tirar do cargo um presidente eleito pelas urnas, sem que sequer se observassem as devidas formalidades da sucessão constitucional. Segundo, por seu rápido fracasso: em menos de cinquenta horas, Chávez já estava de volta ao poder.

Este acontecimento, porém, definiria os rumos do chavismo a partir de então. Chávez transformou-se em um governante diferente: mais intolerante, confiando em cada vez menos pessoas, salvo nos militares de alta patente que o rodeavam. Seu discurso era cada vez mais inflamado e bélico.

O poder do Executivo cresceu ainda mais, e seu avanço sobre a Justiça foi nítido. Junto a isso, as Forças Armadas passaram a ter muito mais influência real no governo do que as instituições democráticas.

Nunca saberemos os rumos que a história tomaria caso os acontecimentos tivessem se desenrolado de outra maneira. Mas dá para fazer algumas apostas. É possível que a Venezuela não se transformasse, a partir de 2017, na ditadura em que se transformou se Chávez não tivesse sofrido a tentativa de golpe. Foi a partir dela que o caminho para o autoritarismo passou a ser trilhado.

Assim é que, nos dias de hoje, o que se vê na Venezuela é uma consequência desse momento crítico da história política do país. A tentativa de golpe aprofundou a crise da democracia venezuelana, ao mesmo tempo em que deu a Chávez a liberdade de concentrar ainda mais poder.

Chávez venceu uma nova eleição em 2006, com 62,8% dos votos, e com o discurso ainda muito popular de defesa do modelo de produção com forte intervenção do Estado.

Em 2007, o partido político que o sustentava mudou de nome e transformou-se no Partido Socialista Unido da Venezuela (PSUV). Dele, passaram a fazer parte ainda mais forças políticas de esquerda e de centro, tornando-o praticamente hegemônico. O poder do PSUV era tanto que o regime praticamente passou a ser o de um único partido. Isso se acentuou com a decisão que a própria oposição havia tomado de se recusar a participar das eleições legislativas de 2005.

Em junho de 2011, Chávez anunciou que tinha uma grave doença, embora sem especificar qual era. A turbulência política voltou a se intensificar, pois haveria eleições presidenciais no ano seguinte. Os opositores viram aí uma oportunidade de tirar Chávez do jogo. Em contrapartida, no lado dos apoiadores, o drama da doença deu ao líder uma aura de mártir, pois este passou a ser visto como alguém que colocava o país na frente da própria saúde. Mesmo depois de as pessoas terem conhecimento de que se tratava de um câncer, e em estágio avançado, havia a sensação de que Chávez não morreria. Um discurso meio esotérico começou a se instalar em torno de sua figura.

A oposição, reunida desde 2008 no que passou a se chamar Mesa da Unidade Democrática (MUD) aumentou a pressão. Seu argumento era o de que, se o líder estava mesmo tão doente, não deveria se candidatar, e a Venezuela por fim teria uma eleição democrática livre.

Pouco a pouco, a MUD foi sendo reforçada pela reunião de forças políticas de direita, liberais, progressistas, de centro-esquerda e da democracia cristã. Havendo entre estas muita diferença em termos de ideologia, o que as unia, a rigor, era o antichavismo.

A partir daí, a MUD articulou-se melhor, reconhecendo o erro da oposição de não ter participado da eleição de 2005. Quanto às eleições parlamentares de 2010, estava mais bem estruturada e decidida a participar da votação. Ainda que os governistas tenham ficado à frente, com 48,1% dos votos, os oposicionistas ganharam robustos 47,2%, e já estavam, portanto, de volta ao jogo político.

Nas primárias da MUD, foi escolhido, ainda, o oposicionista mais promissor para enfrentar Hugo Chávez nas urnas, Henrique Capriles Radonski, do partido Primeiro Justiça, ex-deputado e governador do estado de Miranda. Capriles é conhecido por ser um político de pé no chão, no sentido literal do termo. Percorria as ruas de Miranda para falar com os cidadãos, ouvia os problemas ligados às pequenas questões da vida da comunidade, e era muito popular na região nessa época.

Aos poucos, conseguiu amealhar apoios internacionais, na medida em que a crise humanitária da Venezuela passava a ser, também, um problema regional.

Porém, a ascensão de Capriles era ainda incipiente. E Chávez seguia forte. O fato de não aparecer em público levantava mil teorias da conspiração, além de alimentar os ataques da oposição e fortalecer o culto à sua personalidade entre seus apoiadores.

O fato é que sem fazer campanha, e em tratamento, Chávez venceu a eleição de outubro de 2012, por 55,07%, contra 44,32% de Capriles.

Dois meses depois, porém, antes de tomar posse, Chávez anunciou que viajaria para Cuba para uma intervenção cirúrgica de emergência, e designou Nicolás Maduro, então seu vice-presidente, para concluir seu período constitucional.

A ausência de Chávez se prolongou mais do que o esperado, e a tensão entre os dois lados do espectro político aumentou. A oposição questionava a legitimidade de Maduro continuar no cargo. Até que, no dia 5 de março de 2013, foi anunciada a morte de Chávez.

Sob pressão, Maduro convocou eleições para daí a pouco mais de um mês. Em 14 de abril de 2013, Nicolás Maduro derrotou Capriles por uma margem muito pequena de votos, 50,6% contra 49,01%.

Capriles até hoje defende que houve fraude, e que ele e toda a oposição tinham a convicção de que havia sido o vencedor. Numa entrevista que fiz com ele anos depois, em Caracas, Capriles ainda tentava justificar sua atitude de não ter querido sair às ruas para protestar contra o resultado, porque, apesar das pressões dos colegas, achava que "muito sangue iria correr por minha causa".

Olhando agora, concluímos que muito sangue acabou sendo de fato derramado, e continua sendo, na medida em que ainda há mortes por violência, fome e falta de assistência médica na Venezuela. E talvez isso pudesse ter sido evitado se a oposição estivesse unida naquele momento, reivindicando a anulação da eleição.

Entre os que o tentaram empurrar para as ruas, naquela noite, estava Leopoldo López, outro jovem líder oposicionista com ambições presidenciais, que depois seria preso pelo governo e, hoje, se encontra autoexilado na Espanha.

A atitude de Capriles acabou causando um desgaste grande em sua imagem e em sua carreira política. Na linguagem popular, ele ficou marcado como um sujeito medroso, que em vez de um gesto de valentia acabou aceitando uma vitória ilegítima do chavismo.

Ainda assim, a MUD denunciou a irregularidade da eleição ante o Tribunal Supremo de Justiça, mas este, já dominado pelo chavismo, considerou as denúncias inadmissíveis. O caso foi também para a Corte Interamericana de Direitos Humanos (CIDH), mas acabou não resultando em nada.

Maduro assumiu o poder com a legitimidade contestada dentro e fora do país. E passou, ele mesmo, por uma transformação muito grande no modo como se apresentava publicamente. Aos jornalistas que costumam cobrir a política latino-americana, Maduro sempre havia parecido ser um sujeito afável, bonachão e que gostava de conversar. Não tinha traços autoritários nem radicais, principalmente entre 2006 e 2013, quando foi o chanceler e o rosto simpático para com a imprensa na gestão Hugo Chávez.

A falta de legitimidade, porém, fez com que se acentuassem, nele, características negativas, mas que reforçavam a ideia de um líder de pulso forte, que tentava resgatar a imagem e a mística do chavismo por meio do gestual e dos discursos longos, metidos a grandiosos.

Passou a usar as vestimentas que usava Chávez, os agasalhos com a bandeira da Venezuela, as camisas vermelhas largas (que acompanharam seu aumento de peso) e o linguajar do "bolivarianista" convicto.

O modo como tentou emular Chávez, porém, foi mudando. No começo, ele evocava o padrinho político quase como se este tivesse sido um santo. Depois de um par de anos no poder, porém, quando até mesmo chavistas começaram a ecoar a frase "Maduro não é Chávez", em tom de decepção, a irritação de Maduro com o fracasso de seu governo — e por não ter conseguido ser o líder carismático que foi seu antecessor — acabou se refletindo, para quem quisesse ver, nos muros e edifícios públicos de Caracas. A imagem de Chávez, por sua vez, começou a desaparecer, a ser menos comum.

No período em que governava, Chávez era constantemente retratado nos espaços públicos; ou apenas seus olhos, como na famosa pintura dos "olhos de Chávez", que mostrava o olhar do líder e sua assinatura. Essas imagens começaram a ser substituídas por outras, relacionadas a Maduro. Foram apagadas, ainda, as pinturas tipo mural em que se via Chávez vestido de médico, de trabalhador, de professor, ao estilo da propaganda cubana ou soviética.

Na economia, Maduro não fez grandes mudanças com relação ao chavismo tradicional, seguindo com uma política de forte ingerência do Estado. Começaram a surgir denúncias, porém, de que a Venezuela estava se transformando num narcoestado. Além de estar lucrando com as rotas de tráfico de cocaína, ela passou a abrigar de cartéis colombianos ou mexicanos a cartéis estrangeiros. No pacote do contrabando também passaram a sair do país ouro e outras riquezas minerais, por meio da exploração e da comercialização ilegais.

Com relação à economia oficial, esta vinha em plena decadência, pois estava muito atada ao petróleo, cujo preço ia despencando por conta da desaceleração econômica mundial e do fim do "boom das commodities".

Em 2014, o preço do barril caiu de cem para cinquenta dólares. E essa situação só foi se agravando, até o preço do barril chegar a praticamente nada nesse início de década, em 2020.

Um dos erros do chavismo foi não ter aproveitado os anos de bonança petrolífera para investir na infraestrutura do país, e criar um sistema de produção e de exportação mais variado. Além disso, a forte regulação do câmbio, junto a uma inflação altíssima, foram esvaziando o valor do bolívar, a moeda nacional. Com a inflação mais alta da América Latina, de modo rápido as notas de papel perdiam valor. Quando se chegava ao ponto de, para se pagar um almoço, ser necessário uma bolsa de dinheiro, o governo intervinha e cortava três zeros da moeda, mas em poucas semanas ela já se havia desvalorizado outra vez.

A partir de 2014, o mercado negro de moedas, que já existia com as restrições para a venda de dólares, começou a parecer um filme surrealista. Chegar do exterior com dólares e, com o valor oficial da moeda, pretender comprar uma aspirina — apenas para darmos um exemplo — significava pagar por ela mais de duzentos dólares. Se o viajante conseguisse trocar esses dólares no mercado negro, porém, poderia comprar quase todo o estoque de aspirinas de uma farmácia.

Em todos os países em que o *gap* entre a cotação oficial e a paralela é grande — vide a Argentina —, os preços começam a acompanhar o do dólar paralelo, e não o do oficial. Daí que ficou proibitivo, para quem visitava o país, trocar dólares pelo valor oficial e pretender passar um tempo na Venezuela — enquanto que, de outro lado, o mercado negro era praticamente o único a ser usado.

Só que o governo se deu conta disso, e foi ficando cada vez mais difícil ter acesso a esses locais de câmbio irregular. Era necessário ter intermediários, contatos, e até mesmo pagar comissões altas para os que faziam o serviço. Além disso, cada troca, mesmo de um valor que pareceria ínfimo em economias mais regulares, significava andar pelas ruas com bolsas de notas de bolívar.

Até que, entre 2018 e 2019, a crise do dinheiro vivo passou dos limites. Assim como não se encontrava mais comida ou remédios nas lojas, os caixas eletrônicos não soltavam mais do que uma quantidade reduzida de notas de papel. E, também para conseguir efetivo, começou a haver filas enormes.

Foi então que o governo passou a fazer vista grossa para pagamentos em dólar. Entre a classe média, nos hotéis, restaurantes e lojas, a moeda norte-americana se impôs como se o país tivesse dolarizado diretamente sua economia.

O bolívar, com esse nome revolucionário e tudo o mais que significava para o chavismo, acabou se dissolvendo dentro da lógica capitalista. Mas não seriam os líderes do governo que reclamariam disso, pelo menos não entre eles, uma vez que seus recursos, que lhes chegavam por meios internacionais lícitos ou ilícitos, vinham em dólares.

Para o povo, a retórica era outra, é claro. Era preciso valorizar o bolívar, dizia-se. Economizar o bolívar era um sinal de patriotismo e de espírito revolucionário. O que a propaganda nacional não dizia, porém, é que também era o símbolo mais evidente da pobreza.

Quando a crise do coronavírus apareceu no país, cujo sistema hospitalar já estava desmantelado, o salário médio de um médico ou de um enfermeiro era o equivalente a quatro dólares. E se estes não quisessem se contaminar, já que não havia insumos médicos suficientes para todos, eles mesmos tinham que comprar máscaras adequadas no mercado negro, que custavam um dólar.

Não é possível entender o atual ciclo da crise venezuelana sem compreender os protestos de 2014. Foi um dos últimos anos em que os apoiadores do governo ainda conseguiam mobilizar massas de gente nas ruas equiparáveis ao volume de gente que ia aos protestos dos opositores e desiludidos com o chavismo.

2014 foi também o ano em que os que estavam em desacordo com o regime eram puxados por um grupo consistente de jovens, que havia crescido durante o chavismo e pouco havia visto da Venezuela antes dele.

Eles iam à rua sem medo. Um grupo mais organizado deles, chamado La Resistencia, tomava protagonismo, colocava-se adiante, e era formado por garotos e garotas entre 16 e 19 anos, organizados em todo o país por meio das redes sociais.

Enquanto estes moviam os motores de protestos em todo o país, o regime acirrava sua retórica verbal. Para o chavismo, os jovens do La Resistencia eram "terroristas" e os líderes da oposição política que pediam que as pessoas saíssem às ruas estavam "a serviço da oligarquia e do imperialismo". Para o governo, ambos representavam os interesses da "extrema-direita". A explicação de Maduro para a falta de alimentos e remédios nos mercados e nas farmácias era a de que havia uma "guerra econômica", causada pelo fato de grandes empresários que estavam contra a "revolução popular" estarem escondendo os produtos.

Chamo a atenção para este glossário, porque ele passou a ter muito peso, desde então, nas narrativas do governo e em seus discursos oficiais, usados para inabilitar candidatos, manipular eleições, evitar a vinda de observadores internacionais para as votações e, naturalmente, para apontar os culpados da crise econômica venezuelana.

Todos esses termos serviram, ainda, para jogar a culpa da pandemia do coronavírus nos "traidores da revolução" — as pessoas que saíam do país por se oporem ao regime, mas que depois, "arrependidas", queriam voltar e, com isso, traziam o vírus.

Com esse discurso, Maduro ia tentando resistir às críticas sobre sua má administração da economia. Mais adiante, ocultou, com essas mesmas expressões, que o real problema da Venezuela ante a chegada do vírus era o de que o sistema sanitário do país já havia sido desmantelado fazia tempo.

Foi, ainda, em 2014, que as manifestações tomaram cores muito mais violentas com relação às de 2001. Entre fevereiro e maio daquele ano, houve 41 mortos e oitocentos feridos em enfrentamentos de rua contra as forças de segurança do governo.

Trabalhar como jornalista ficou, então, cada vez mais difícil. Aos profissionais da mídia estrangeira, havia mil dificuldades para se conseguir um visto, ou para se entrar no país como estrangeiro sem que fosse necessário declarar o motivo — recurso utilizado por muitos para evitar serem seguidos pelas forças de inteligência do regime.

Desde então, ainda contamos as cifras de colegas agredidos, presos ou mortos. A parte boa de tudo isso é que se armou uma rede de comunicação entre os profissionais da imprensa que cobrem a crise local. Nela, troca-se informação tanto política quanto de cunho mais prático, isto é, sobre como organizar logisticamente as coberturas, ou sobre como ajudar companheiros que se machucam, são atacados ou presos — nos casos em que isso acontece.

Outras estratégias usadas para evitar ser encontrado pelo sistema de inteligência do regime são as de usar mais de um celular, apagar sempre as mensagens anteriores, e fazer as entrevistas mais delicadas sempre ao vivo.

Desde o começo da radicalização do regime, portanto, jornalistas são alvos das ações do Sebin (Serviço Bolivariano de Inteligência Nacional) e das Faes (Força de Ações Especiais). Isso sem contar com os agentes que reprimem cidadãos e jornalistas nas próprias ruas, como a GNB (Guarda Nacional Bolivariana) ou os chamados "coletivos". O Sebin recebe treinamento e colaboração do regime cubano, em troca de petróleo que a Venezuela envia para a ilha.

Se a GNB e o Sebin já eram fortes nos anos Chávez, as Faes e os coletivos, nos anos Maduro, são suas principais forças, e ganharam muito poder.

Eles não usam identificação, e em geral estão encapuzados. Assustam de verdade. Se a GNB usa balas de borracha, a Faes não se furta a empregar armas de fogo. Os chamados coletivos, por sua vez, têm uma origem que pode ser considerada em sintonia com a "revolução": nasceram nos bairros humildes como uma espécie de "polícia comunitária" para suprir as necessidades de seus habitantes — mas também para que os próprios moradores se vigiassem entre si. É certo que repartiam comida, as famosas caixas CLAP [cesta básica], e ajudavam a comunidade a ter acesso a remédios. Por outro lado, também controlavam agrupamentos, delatavam opositores e, a partir de certo momento, foram ativados para perseguir jornalistas, coibir manifestações e funcionar como "polícia paralela" — muitas vezes fazendo o "trabalho sujo" no lugar das forças de segurança tradicionais. Com o tempo, os coletivos passaram a dominar determinados bairros, controlando negócios e cobrando taxas ilegais a moradores e comerciantes.

O ano de 2014 também foi aquele em que um integrante da oposição se lançou como líder anti-Maduro. Tratava-

-se, desta vez, de Leopoldo López, do partido Voluntad Popular. López aproveitou o vácuo deixado por Capriles, adotando uma linguagem mais enfática e menos conciliadora, além de se posicionar mais à direita no espectro político do que Capriles. Ex-prefeito do município de Chacao, um dos distritos de classe média alta de Caracas, López começou a dar a cara a tapa e a estimular as manifestações de 2014.

Maduro não tardou em colocá-lo na mira. Passou a acusar López de atentar contra a ordem e a segurança nacionais. A revolta e a repressão, violentas, deixaram estações de metrô inoperantes. Queimaram-se carros. O cenário nas ruas era o de absoluto caos social e urbano. Mas Maduro não reconhecia que boa parte desse caos era devido à repressão aos manifestantes. E preferiu lançar a culpa em López.

Uma ordem de prisão foi então emitida. E López, um político hábil em manejar sua imagem, viu que não tinha saída a não ser se entregar.

Só que essa entrega teve um preço para o regime, pois López o fez em grande estilo. Se apresentou à luz do dia a uma patrulha da Guarda Nacional, num local do centro de Caracas onde houve aglomeração de gente para apoiá-lo. Com isso, acabou ganhando a primeira página dos noticiários e dos jornais do dia seguinte — acenando para a multidão, de camisa branca, e segurando uma bandeira da Venezuela. Deu trabalho aos oficiais que o metiam dentro do veículo enquanto a multidão gritava.

Dali, ele foi levado à prisão de Ramo Verde. Posteriormente, foi condenado a mais de 13 anos de cadeia, depois revertidos para uma prisão domiciliar.

Foi apenas no convulso ano de 2019 que López conseguiu sair da reclusão. Com a ajuda de dissidentes do Sebin que vigiavam sua casa dia e noite, López deixou sua residência na madrugada de 30 de abril. Juntou-se, então, a Juan Guaidó, então líder da Assembleia Nacional, e apresentou-se ao público num vídeo em que ambos tentavam causar dissidências no Exército, convidando os fardados a juntarem-se a eles e, ao mesmo tempo, convocando as pessoas a saírem novamente às ruas. O que de fato aconteceu.

A tentativa de levante rebelde, porém, não vingou. No mesmo dia, Guaidó se refugiou numa embaixada não revelada, enquanto López foi para a embaixada da Espanha, de onde só sairia em outubro de 2020, para se autoexilar em Madri.

No momento em que escrevo essas linhas, López é o principal líder da oposição venezuelana. Nos anos em que esteve cativo, e com a ajuda da mulher, a ativista de direitos humanos Lilian Tintori, López obteve apoios internacionais, entrou em contato com várias lideranças mundiais e organismos de direitos humanos, e conseguiu articular uma tentativa de chegar ao poder, ainda que por meio de Juan Guaidó. E isso, é preciso reforçar, por uma via institucional.

A alternativa Guaidó começou a ser gestada quando, em 2015, houve a última eleição considerada legítima na Venezuela, reconhecida pela comunidade internacional. Nesta ocasião, a oposição chegou muito mais forte e unida para as eleições legislativas, e conseguiu formar uma maioria no parlamento. Maduro, a princípio, aceitou a derrota; porém, com o tempo, foi realizando vários atos para minar a autoridade da Assembleia Nacional.

Houve perseguição política e inabilitação de parlamentares, entre as tantas tentativas de anular seu poder de legislar. Até se chegar ao ponto de declará-la, a própria Assembleia Nacional, "em desacato", ou seja, considerar oficialmente que ela era um órgão que estava jogando contra os interesses do país e que, portanto, sua atuação deveria ser ignorada.

Esses recursos causaram grande revolta em parte da sociedade, que saiu às ruas em protestos que levaram meses. Neles, havia repressão, enfrentamentos. A Assembleia, por sua vez, assumiu uma atitude de fortalecer internamente seus laços. Formou-se uma aliança entre os partidos. O jovem Juan Guaidó, nesse tempo, era apenas um dos parlamentares do partido Voluntad Popular, cujo líder máximo era Leopoldo López.

Estes embates foram aumentando tanto que o regime já não sabia mais o que fazer para anular a atuação da Assembleia opositora. Em 2017, Maduro usou o recurso de convocar uma Assembleia Nacional Constituinte. Com a justificativa de que o país precisava de uma nova Carta, o regime dava a um novo órgão (para o qual só puderam se candidatar pessoas com vínculos com o chavismo) o poder de legislar no lugar da Assembleia Nacional.

Em outras palavras, não houve um fechamento oficial do Parlamento, como ocorre nas ditaduras clássicas, mas uma anulação dos efeitos de suas decisões. Além disso, os integrantes da Assembleia Nacional de maioria opositora tiveram de enfrentar muitos obstáculos para trabalhar — desde não terem sua entrada permitida no prédio do Parlamento (coisa que acontecia com frequência), até a contínua inabilitação e perseguição aos assembleistas.

Em agosto de 2020, Maduro anunciou que a Assembleia Constituinte se dissolveria no final do ano, sem nunca ter redigido uma só lei. Na prática, sua existência ficou restrita a substituir a Assembleia Nacional.

O destino do Legislativo venezuelano foi definido em dezembro do mesmo ano. Houve eleições e a maioria dos partidos opositores não quis participar, alegando que haveria fraude. Com isso, o chavismo elegeu novamente um órgão legislativo inteiramente alinhado ao regime.

Se 2020 chegou ao fim com desilusão em relação à política, no ano anterior havia sido o extremo oposto: 2019 começou com muita esperança. Isso por conta de uma das "invenções" de Leopoldo López: o plano Juan Guaidó.

Obviamente não foi algo elaborado apenas por López, mas calculado, no exílio, junto a outros políticos e apoiadores internacionais que também queriam o fim do governo Maduro. Havia a constatação de que a eleição presidencial de 2018 havia sido fraudada, e de que Maduro havia ganhado com muitas irregularidades, como a falta de observadores internacionais, intimidações de eleitores pelos coletivos, e o impedimento de vários integrantes da oposição de participarem do pleito. Foi uma vitória manchada pela desconfiança e pelo desânimo dos venezuelanos.

Com isso, a Assembleia Nacional de maioria opositora passava a ser a única instituição do país ainda reconhecida como legítima. O plano foi esperar o momento de eleger o novo líder da AN, por votação (que ocorre sempre no começo de cada ano), e apresentar um candidato que topasse enfrentar Maduro diretamente. Em 5 de janeiro de 2019, esse sujeito apareceu. O deputado Juan Guaidó, afilhado político de López, ganhou a votação interna do Parlamento e passou a ser seu presidente.

No dia 10 do mesmo mês, com toda a pompa "bolivariana", Maduro celebrou sua posse para mais um mandato. Mas as ruas já estavam movimentadas outra vez. O plano da oposição se fazia mais concreto. No dia 23, ante uma manifestação massiva anti-Maduro, Guaidó se apresentou publicamente e, evocando a Constituição, apresentou seu argumento: como a eleição de 2018 havia sido fraudada, não havia presidente, o poder estava vago. Sendo assim, como manda a lei, quem deveria assumir o posto era o líder da Assembleia Nacional, ou seja, ele mesmo, com a missão de convocar eleições o mais rápido possível.

Foi então que Guaidó começou, com êxito, a angariar apoio internacional, com uma campanha cujo mantra era: "Fim da usurpação, governo de transição e eleições livres."

Diferentemente de outros líderes oposicionistas que o antecederam, Guaidó tem diversas qualidades: é bom comunicador, apresentou sua proposta baseando-se em artigos da Constituição, e obteve apoio de mais de cinquenta países, incluindo alguns gigantes da América Latina, como Brasil e Argentina, além dos EUA. Porém, cometeu o erro de achar que a tarefa, a partir daí, seria fácil.

As semanas que se seguiram à sua autoproclamação foram de um frenesi e de uma agitação há muito não vistos no país. Lotavam-se praças, avenidas e demais eventos do qual Guaidó participava. Desde o início, a ditadura não se constrangeu de prender opositores sem julgamento, ou de esperar muito para julgá-los — como aconteceu com Leopoldo López. A maioria ia parar em prisões do Estado dedicadas a receber presos políticos, como as temerárias El Helicoide e La Tumba.

Com Guaidó, a coisa sempre foi diferente. O grande respaldo interno e externo que este possuía levou o regime a ter cuidado com a repercussão política que poderia ser causada com uma eventual prisão dele. Além disso, o discurso do governo de que a Venezuela era uma democracia, e de que havia liberdade de expressão no país, funcionaria melhor.

Desse modo, a estratégia com relação a Guaidó, desde o início, foi outra, até porque Maduro vinha tendo seu poder político debilitado, ainda que sem um rival que, por enquanto, pudesse substituí-lo.

Em contrapartida, foram realizadas buscas e apreensões na casa de pessoas do entorno de Guaidó. Muitos dos parlamentares que o apoiavam foram presos, e seus familiares, ameaçados. Outros tiveram de se exilar em outros países, ou mesmo em embaixadas dentro da própria Venezuela.

Um de seus tios, por exemplo, foi detido. Por precaução, Guaidó, o presidente "encarregado", deixou temporariamente sua casa e passou a dormir em lugares desconhecidos, em embaixadas e em casas de amigos, trocando de endereço frequentemente desde então. Sua mulher, Fabiana Rosales, e a filha pequena do casal, saíram do país por um tempo, com a desculpa de realizar conferências para refugiados venezuelanos. Mas a verdadeira razão era a preocupação com a segurança de ambas.

Quando, naqueles primeiros meses, entrevistei Guaidó pessoalmente, em Caracas, fui levada ao local combinado sem poder saber com antecedência onde era. Ao chegar à

Embaixada da União Europeia, onde ele estava por uns dias, tive de jurar que não publicaria nada que pudesse revelar aquela localização. Guaidó, que acabava de sair de uma reunião, recebeu-me sorridente e falante. Algo de seu discurso, porém, demonstrava que a narrativa preparada era limitada.

Para além do mantra: "Fim da usurpação, governo de transição e eleições livres", havia pouco conteúdo sobre questões mais amplas. Como resolver a crise econômica? Como trazer de volta os venezuelanos que estavam fora do país, dando-lhes oportunidades de trabalho? Como reativar a vida democrática da Venezuela? Como deter a entrada de guerrilhas colombianas em território venezuelano?

Essas eram indagações às quais Guaidó respondia de modo muito evasivo. Parecia que o plano havia sido desenhado com a intenção de insuflar um movimento cuja força, potencializada pela própria pressão da sociedade, faria com que a ditadura caísse. Mas que, depois disso, bem depois disso, se pensaria a respeito.

Entre os países que reconheceram Guaidó, e que o receberam como chefe de Estado legítimo, esteve o Brasil do presidente Jair Bolsonaro. Quando perguntei a Guaidó se ele tinha algum tipo de ressalva a fazer sobre o caráter autoritário de Bolsonaro, e o fato de ser um líder de extrema-direita, ele foi claro: "Aqui não se trata de ideologias. Receber apoio dos países vizinhos é fundamental para sair dessa situação. Não quer dizer que compartilhamos seu ideário. Não estamos numa posição de escolher aliados por conta de ideologia. Precisamos do apoio institucional dos vizinhos e dos parceiros da Venezuela. É disso que se trata, sempre."

Por alguns meses, Guaidó conseguiu trazer esperança aos venezuelanos, apoio internacional que logo se transformou em sanções econômicas contra os membros do regime (principalmente por parte dos EUA) e, mais do que isso, conseguiu levar às ruas multidões de pessoas em seu apoio.

Guaidó é carismático, jovem, vivia com um sorriso no rosto. Logo caiu na simpatia popular. Nos atos, improvisava, subia em estátuas e em armações metálicas para estar mais perto das pessoas. Parecia uma estrela pop.

Porém, o tempo passou, e o desenlace não foi o esperado. A ditadura ganhou tempo explorando as debilidades de Guaidó. E, infelizmente, ele tem muitas.

Três episódios liderados por ele causaram grande expectativa de transformação no país. Porém, o fato de não terem tido sucesso acabou desgastando-o muito. Se no começo de 2019, quando surgiu, Guaidó tinha 60% da aprovação dos venezuelanos, em meados de 2020 essa cifra caiu para 25%, segundo levantamento do Datanálisis, o principal instituto de pesquisa do país.

O primeiro desses episódios foi a tentativa midiática de fazer passar ajuda humanitária a partir das fronteiras do Brasil e da Colômbia, em fevereiro de 2019. Houve uma cobertura midiática enorme do evento, que foi incrementado por shows de artistas colombianos afins à causa, bem como pela presença de chefes de Estado.

O próprio Guaidó esteve presente e cruzou a fronteira de modo ilegal por uma das chamadas "trochas" — as trilhas clandestinas usadas por moradores locais, migrantes e contrabandistas quando as pontes oficiais que ligam a Venezuela e a Colômbia são fechadas por questões políticas.

O regime venezuelano fechou o trânsito na ponte de Tienditas com contêineres (que estão ali até hoje), impedindo o trânsito de caminhões que levariam comida e remédios para o outro lado. Também organizou seu festival de música, do outro lado da ponte, com artistas afins ao chavismo.

Não só os caminhões não puderam passar, como houve enfrentamentos e feridos na tentativa. Os caminhões tiveram de retroceder e estacionar, e muito daquela ajuda ficou ali, com a provisão estocada e estragando por vários meses.

Guaidó não pôde voltar em seguida, mas tentou capitalizar o episódio visitando vários líderes sul-americanos, entre eles Macri (Argentina), Bolsonaro (Brasil) e Mario Abdo (Paraguai), amealhando apoios e falando com venezuelanos exilados. Mas o fato é que o episódio da fronteira não deixou de ser sua primeira grande derrota.

A outra ocorreu quando saiu às ruas com Leopoldo López para tentar provocar dissidências no Exército e pressionar Maduro a deixar o poder, em abril do mesmo ano.

Tive a oportunidade de presenciar esse evento de forma meio casual. Estava na Venezuela, mas para cobrir as manifestações que estavam marcadas para o dia primeiro de maio. Por volta das quatro horas da manhã do dia 30 de abril, porém, começaram a pipocar mensagens de que Guaidó estava diante de uma base aérea militar ao lado de López. Este, por sua vez, saía pela primeira vez de sua prisão domiciliar com o auxílio de funcionários do Sebin — que então vigiavam sua casa, mas que se transformaram em dissidentes naquele dia. Eles convocavam a população às ruas.

O restante do dia transcorreu de forma vertiginosa: a população saiu a segui-los. Eu mesma os ouvi falar para uma praça Altamira lotada. Depois visitaram diferentes bairros. Houve manifestações de apoio em outras cidades. O país parecia fora de controle, até que as forças de segurança do regime surgiram para reprimir e perseguir os manifestantes.

Em questão de horas, a Venezuela foi da euforia de se encontrar à beira de uma transformação radical (e a impressão de todos era a de que, a qualquer momento, Maduro poderia deixar o Palácio de Miraflores e embarcar para algum país amigo) à sensação de enorme decepção. O regime reprimiu o protesto, as pessoas voltaram para casa, e os dois líderes, por fim, não conseguiram colher o apoio militar massivo que esperavam.

Por fim, veio o episódio da Operação Gideon, quando ficou claro que Guaidó ou não tinha ideia da responsabilidade que carregava nas costas, ou considerava que um banho de sangue poderia ser uma alternativa plausível para que se instalasse um governo transitório no país. Ambas as opções eram ruins para a Venezuela.

Guaidó nega que tenha assinado um documento que aprovava a invasão do território venezuelano por um grupo de mercenários, comandado pelo ex-militar das Forças Armadas dos EUA Jordan Goudreau. Afirma que "apenas" dera sinal verde para que uma comissão "avaliasse cenários possíveis" para derrubar a ditadura. De todo modo, o desfecho da Operação Gideon, que foi desmantelada e teve seus líderes presos ou mortos, acabou fazendo com que Maduro saísse fortalecido do episódio — assim como se deu com Fidel Castro, em 1961, quando da malograda Invasão da Baía dos Porcos, em Cuba.

Desacreditados de Guaidó, os apoiadores da oposição se viram bastante desesperançados quando 2020 começou. E quem disse que a situação não poderia piorar? Além da crise humanitária, com desabastecimento de alimentos, remédios e combustível, mais de cinco milhões de venezuelanos buscando sobreviver no exterior, a inflação galopante e o sistema de saúde em frangalhos, eis que surge nada menos do que a pandemia do coronavírus.

A pandemia deu ainda mais força a Maduro, que se sentiu legitimado a reprimir concentrações de pessoas, entre elas, reuniões de opositores. O que parecia inviável há dois anos, ou seja, que o ditador permanecesse forte no poder e sem ameaça real a seu regime, é hoje uma triste realidade.

A única coisa que o regime não conseguiu, apesar de ter tentado à exaustão, foi eliminar o jornalismo independente. Expropriaram-se televisões, afogaram economicamente grandes jornais, mas os profissionais venezuelanos seguem nas ruas, buscam fundos para manter sites independentes, alguns deles trabalhando desde o outro lado da fronteira, na Colômbia, ou mesmo nos EUA. E os correspondentes seguem entrando no país das maneiras mais inéditas e criativas para relatar o que ocorre, ainda que alguns sejam presos, levem surras e acabem pagando com a própria vida.

A quarentena por conta do coronavírus também tem sido usada para reprimir e restringir a ação de jornalistas, mas isso só vem fazendo aumentar a solidariedade entre eles. Essa batalha, a da informação, o autoritarismo chavista (ainda) não ganhou.

Assim como é impossível acreditar nas estatísticas oficiais do regime sobre qualquer coisa, ocorre o mesmo com a pandemia do coronavírus. Contudo, é preciso ressaltar que, em um ponto, a ditadura de fato tinha razão: enquanto os primeiros meses de pandemia, na América Latina, foram de curva ascendente muito clara em países como Equador, Brasil e México, na Venezuela as coisas se deram de maneira mais lenta.

Não porque o governo tivesse uma excelente estratégia para lidar com o vírus, mas em função do que havia ocorrido no país nos últimos anos. Com o agravamento da crise econômica, várias empresas estrangeiras foram saindo da Venezuela. Entre elas, as companhias aéreas. E muito poucas faziam voos internacionais (limitando a ligação com o exterior) quando o coronavírus desembarcou na região.

Para se ter uma ideia, passavam pelo aeroporto de Maiquetía, em uma semana, o mesmo número de passageiros que chegavam ao aeroporto de El Dorado, em Bogotá, em apenas uma hora e meia. Isso fez com que, de fato, os números da pandemia fossem relativamente baixos na Venezuela em comparação com os dos países vizinhos, pelo menos no início.

Mas essa realidade não durou muito. Isso porque os países fronteiriços logo começaram a mostrar altas taxas de contaminação. Ocorre que, como a maioria dos venezuelanos que vive no exterior possui trabalhos informais, e essas pessoas ficaram de fora dos auxílios governamentais nos países em que se radicaram, a opção, para muitos, era voltar para casa, por pior que fosse o cenário na Venezuela.

Maduro não perdeu a oportunidade de chamá-los de traidores, de culpá-los por trazer a pandemia para o país, e de encerrar muitos deles em acampamentos, na fronteira, que mais pareciam campos de concentração — para cumprirem "quarentenas" que muitas vezes duravam meses, sendo submetidos a maus-tratos e, ainda por cima, sem receberem atendimento adequado. A ONG Human Rights Watch lançou um informe para relatar como era a situação nesses acampamentos, pedindo ação urgente por parte dos governos da região para que estes pressionassem a Venezuela a não mais permitir esse tipo de situação.

Mas esses retornados eram apenas parte do problema. Obviamente, o vírus também chegou por via aérea, e começou a se disseminar, igualmente, entre os políticos. Foi o caso de Diosdado Cabello, homem-forte do governo Maduro, que passou maus bocados com a doença.

O médico independente Julio Castro, que comanda o conselho assessor de epidemiologistas, e que recomendava políticas sanitárias para a Assembleia Nacional, afirmou várias vezes que os hospitais venezuelanos não tinham sequer insumos para proteger os médicos da doença.

No estado de Zulia, por onde chegam muitos venezuelanos que voltam da Colômbia, houve colapso em vários hospitais e mortes de médicos e enfermeiras. É preciso reforçar que, entre os cinco milhões que haviam saído do país nos últimos anos, havia muitos médicos. Isso debilitou ainda mais o sistema público de saúde.

Será preciso mais tempo, ainda, para conhecer o verdadeiro estrago da pandemia no país. Mas, segundo os médicos independentes que, assim como os jornalistas, criam suas próprias redes de intercâmbio de informações, a situação já era calamitosa por volta de agosto/setembro: hospitais lotados, poucos testes (havia apenas dois laboratórios que podiam realizá-los, ambos em Caracas) e poucos insumos de proteção para os médicos, além de muitas pessoas que morriam em casa sem jamais terem sido testadas.

Do ponto de vista político, Maduro aproveitou bem o momento. Enquanto ia armando eleições legislativas que não contariam com a participação da oposição, tinha ainda a garantia de que, desta vez, não haveria grandes protestos, porque a população estaria em quarentena. As forças da Guarda Nacional Bolivariana, as Faes e os coletivos passaram a vigiar e garantir que as pessoas permanecessem em casa.

Numa manhã de outubro, o país amanheceu com a notícia de que o principal líder da oposição, Leopoldo López, havia saído da embaixada da Espanha, ludibriando novamente os agentes que a vigiavam. Por terra, chegou à Colômbia e, daí, partiu para a Espanha, onde já estava sua família.

No calor do momento, surgiram duas possibilidades para explicar sua partida: ou de fato ele iria jogar a toalha após desperdiçar quase dez anos de sua vida nessa luta, deixando para trás uma oposição fragmentada e líderes desgastados, como Guaidó ou Capriles, ou começaria a armar uma nova estratégia para livrar a Venezuela da ditadura a partir do exterior.

Suas primeiras entrevistas e declarações apontavam mais para a segunda alternativa. Só que a história já nos mostrou a dificuldade que é liderar um movimento estando no exílio, o que torna a possibilidade de a oposição apresentar uma proposta real no curto e no médio prazo algo muito remoto. O mais provável é que Maduro, ainda que com cada vez mais dissidências em seu governo e amargando as sanções impostas pelos EUA, mantenha-se por mais tempo no poder.

ARGENTINA

Paciente com comorbidades

O ROQUEIRO AUSTRALIANO NICK CAVE realizava um show em Buenos Aires, no dia 10 de outubro de 2018, no estádio Malvinas Argentinas. Seus fãs estavam tão deslumbrados dentro daquele universo musical particular que o concerto poderia estar ocorrendo em qualquer país do mundo.

Até que, numa breve pausa, foi como se uma janela para a realidade local se abrisse. Foi então que boa parte da multidão começou a cantar, como se estivesse num comício político: "Mauricio Macri, la puta que te parió, Mauricio Macri, la puta que te parió" [Mauricio Macri, vá para a puta que o pariu, duas vezes].

Assim era o ofensivo e agressivo grito de guerra, apelidado de "MMLPQTP" e dirigido ao então presidente da Argentina — grito esse que já estava disseminado em eventos públicos quando ainda faltava um ano para as eleições presidenciais.

Nelas, o mandatário de centro-direita buscaria a reeleição.

Estávamos na segunda metade de 2018, e a desilusão com Macri, eleito em 2015, já era enorme. O canto era ouvido em intervalos de partidas de futebol, em shows de tango e onde mais houvesse concentrações de gente.

Foi também na segunda metade de 2018 que pichações de muros contra o presidente se popularizaram. Liam-se pelas ruas de Buenos Aires, de Rosário, e mesmo de Córdoba, cidade em que ele havia obtido excelente votação, as expressões "Macri, ladrão", "Macri, lixo, você é a ditadura" e a irreverente "Macri, gato". Aqui, cabe uma explicação: diferentemente do Brasil, chamar alguém de *gato* está longe de ser um elogio. Na Argentina, trata-se de uma gíria usada no ambiente carcerário para se referir àquele preso menos respeitado, e que é obrigado a ter um comportamento servil com relação a outros presos mais poderosos.

Porém, o que tinha acontecido para que Macri começasse a cair em tamanha desgraça num período relativamente curto?

Eleito em meio a festejos dos liberais, dos mercados internacionais e até de setores da esquerda em 2015, Macri havia personificado a esperança de uma renovação após um período longo de governo peronista, marcado pelo protecionismo e salpicado por escândalos de corrupção. Essa vertente do peronismo, que ficou conhecida como kirchnerismo, havia se consolidado ao longo de três mandatos. O primeiro, de Néstor Kirchner (2003-2007), que morreu em 2010, e outros dois de Cristina Kirchner (2007-2015), sua mulher e ex-senadora.

A desconstrução de Macri fez com que o kirchnerismo voltasse ao poder já em 2019. Para entender melhor o que é essa vertente dentro do peronismo, é preciso dizer que ela mantém alguns elementos genéricos desse movimento. Entre eles: preocupação com a justiça social, discurso nacionalista e popular, a ideia de se "dialogar" com o povo sem intermediários — o que incluía menosprezo e até mesmo perseguição à mídia independente — e uma narrativa peculiar da história, exaltando heroísmos nacionais.

De particular, o kirchnerismo adicionou uma ênfase maior à defesa da memória e da reparação histórica às vítimas da repressão da mais recente ditadura militar (1976-1983). Essa foi uma de suas bandeiras mais celebradas dentro e fora da Argentina, com a realização de centenas de julgamentos e condenações de responsáveis e cúmplices nos abusos contra os direitos humanos.

O kirchnerismo também promoveu uma renovação em suas bases de apoio. Enquanto o peronismo mais tradicional sempre teve uma forte relação com os sindicatos — uma das chaves do sucesso do governo de Juan Domingo Perón —, o kirchnerismo preferiu aliar-se a uma juventude engajada que surgia naqueles anos 2000.

Organizações como La Cámpora ou Juventude Peronista, dentre os quais alguns integrantes eram descendentes de desaparecidos da ditadura, ganharam força e, inclusive, viraram uma moda. Havia uniformes, canções e todo um modo de falar e de se expressar.

Os laços com essa juventude foram forjados por Néstor, em aliança com Máximo Kirchner, seu filho, em torno do qual o La Cámpora cresceu. Com o tempo, seus integrantes passaram também a ser nomeados para cargos públicos e a integrar as listas de candidatos ao Parlamento pelo kirchnerismo.

O período dos Kirchner, em geral, foi ainda marcado por um aumento do gasto público em proveito de planos de assistência social, de modo alinhado ao que faziam outros governos populistas da região, como o de Lula, no Brasil, o de Hugo Chávez, na Venezuela e o de Evo Morales, na Bolívia.

Na economia, o kirchnerismo foi protecionista e colocou travas para o comércio exterior, causando, inclusive, atritos com empresários brasileiros e de outros países do Mercosul. Isso gerou desgaste também com o empresariado interno.

Foi um governo que controlou fortemente o câmbio. No início, quando houve grande fluxo de entrada de capitais por meio da exportação, para a China, de commodities como a soja, tratou-se de uma política econômica de sucesso, mas que não realizou investimentos a longo prazo pensando no dia em que essa bonança terminasse. Algo que, infelizmente, ocorreu.

Quando a economia mundial começou a desacelerar, a fórmula kirchnerista não apresentou uma receita para manter as políticas sociais como antes, e foram se acumulando problemas relacionados à política de altos gastos. Havia subsídios a diversos serviços, além de ampla distribuição de planos de assistência. Estes se justificam em um país que, como a Argentina, lida com tanta desigualdade; porém, pode-se dizer que essa não foi uma política bem aplicada.

Com o tempo, figuras que se apresentavam como facilitadoras foram se introduzindo na distribuição desses planos, e acabaram criando uma rede de corrupção em torno deles. Essas figuras passaram a ser operadores políticos com muito poder, fazendo a mediação entre a população carente, que precisava dos planos, e os políticos locais, que precisavam dos votos.

Um exemplo dessa situação está ilustrado, de modo ficcional, na série argentina *El puntero,* que mostra como esses líderes comunitários, mais atuantes nos bairros mais pobres e nas favelas, chegaram a ter tanto poder no kirchnerismo que, além de manejar somas altas de dinheiro — muitas delas desviadas para seus bolsos —, também poderiam definir quanta gente iria a uma manifestação, ou mesmo levar eleitores para votar, oferecendo transporte e alimentação.

Mas a economia internacional começou a desacelerar, e o rumo dessa história mudou, minando as bases da gestão kirchnerista. Se em 2010, durante o chamado "boom das commodities", a Argentina chegou ter um crescimento de 10% de seu PIB, já a partir de 2012 ela estagnou. Atravessou, então, toda a gestão Macri sem se recuperar, e a situação agravou-se ainda mais com a chegada da pandemia do coronavírus. Segundo projeção do FMI (Fundo Monetário Internacional) realizada em junho de 2020, o país decresceria, ainda, 9,9%.

Além da questão econômica, o kirchnerismo passou a se ver constantemente denunciado pela imprensa local por escândalos de corrupção. A própria presidente e funcionários próximos a ela foram ligados a vários deles, cada um, em si, representando uma novela diferente. Entre os mais conhecidos, destaque-se o caso da lavagem de dinheiro por meio de hotéis que a família Kirchner possui na Patagônia; ou o caso conhecido popularmente como "a rota do dinheiro K", em que um empresário ligado à família, Lázaro Báez, era o principal beneficiado em contratos públicos — ao mesmo tempo em que levava dinheiro em jatos para fora do país em nome de Néstor, sob acusações de enriquecimento ilícito.

Ao longo dos anos da gestão Macri, esses distintos processos e investigações contra os que haviam sido membros da gestão kirchnerista foram assuntos altamente midiáticos. Logo iriam presos funcionários-chave, como o ex-vice-presidente Amado Boudou e o ex-ministro do Planejamento Julio de Vido.

Cristina Kirchner, eleita senadora em 2017 e, depois, vice-presidente em 2019, conseguia, com a proteção que esses cargos lhe davam, ir driblando as possibilidades de ir presa, embora as causas apontadas para tal continuassem em andamento na Justiça. Junto a isso, parte da opinião pública não peronista começou a impulsionar a taxa de rejeição a seu nome de maneira incontida. Em manifestações macristas, Cristina era retratada como ladra, para usarmos o mais educado dos eufemismos que lhe dirigiam seus rivais.

Macri elegeu-se, em grande medida, por conta dessa rejeição, e pela promessa aos mercados de que iria "abrir a economia", "devolver a Argentina ao mundo" e trazer uma "chuva de investimentos" desde o exterior. Essas expressões se transformaram em seu mantra de campanha.

No plano econômico, Macri prometia derrubar políticas protecionistas e subsídios. No político, combater a corrupção. Na questão judicial, como todo presidente argentino, prometia reformas e nomeações que lhe dariam mais independência e institucionalidade, quando o histórico argentino — e Macri não foi uma exceção — era o de sempre manter um vínculo muito forte entre Executivo e Judiciário.

Macri adicionou a essa fórmula, ainda, a ideia de que era preciso combater a insegurança e o narcotráfico com mão de ferro, valendo-se de um discurso que muito agradou às classes média e alta, e que estava em sintonia com o de muitos projetos de centro-direita, cujo apoio crescia naquele mesmo período. Era um tempo em que a questão da segurança havia se transformado numa demanda muito forte da sociedade em toda a América Latina, associada à ideia de que os governos de esquerda (ou chamados de "bolivarianos") eram demasiado brandos em suas políticas de combate ao crime organizado.

Em linhas gerais, esse foi o discurso que lhe deu uma vitória apertada no segundo turno das eleições de 2015. O resultado do chamado *ballotage* foi de 51,4% para Macri contra 48,6% para o candidato peronista, Daniel Scioli. Naquela noite, os argentinos que queriam uma mudança saíram a comemorar no Obelisco, um ícone da capital argentina, no centro de Buenos Aires.

Também naquela noite, os peronistas se reuniam para chorar a derrota e entoar seu tradicional canto: "Vamos a volver, vamos a volver" [Vamos voltar, vamos voltar]. Algo que, àquela altura, parecia muito mais distante do que realmente foi.

Mas, para entender por que o governo de Mauricio Macri fracassou, é preciso voltar um pouco na história argentina e explicar o significado da expressão *grieta* [fenda, rachadura].

Ainda que tenha se popularizado nas últimas décadas, sua origem está no próprio processo de formação do país enquanto um Estado contemporâneo. Após a independência, em 1816, e durante todo o século XIX, houve uma divisão fundamental na sociedade argentina entre políticos, pensadores e pessoas que se dedicavam a formular os projetos para o país então nascente.

No começo, as principais ideias eram as que separavam os "federalistas" dos "unitários". Ainda uma vez, para entendermos esses dois modos de ver a Argentina, devemos rapidamente retroceder no tempo.

Durante o período colonial, o país havia se desenvolvido a partir do porto de Buenos Aires, o mais importante dessa região tão austral e afastada da metrópole espanhola. Havia, portanto, desde o início, a ideia de que este centro nevrálgico era o mais importante do país e que, do ponto de vista econômico e político, as demais localidades (mais tarde transformadas em províncias) tinham um menor peso econômico e, por conta disso, um menor peso político.

Assim é que, no século XIX, os chamados unitários acreditavam que o poder deveria emanar de Buenos Aires para o resto do país, justamente por conta da importância dessa região. Por outro lado, nas províncias, onde o poder estava concentrado na mão de caudilhos regionais muito poderosos e violentos, popularizou-se a ideia do federalismo. Para os ideólogos dessa última corrente, a Argentina deveria buscar a descentralização do poder político e econômico, dando às províncias maior autonomia.

A melhor explicação teórica que há para essa divisão de ideias é a obra *Facundo: civilização e barbárie* (1845), de Domingo Faustino Sarmiento (1811-1888). O livro é uma mistura de ensaio com panfleto político inspirado na trajetória de um conhecido e sangrento caudilho da região de La Rioja, Facundo Quiroga (1788-1835).

Nele, Sarmiento, que se transformaria num dos principais intelectuais de seu tempo e ocuparia o posto de presidente da Argentina entre 1868 e 1874, faz um perfil exageradamente negativo do federalista Quiroga. Na obra em questão, Quiroga surge como um líder visceral, sanguinário, ainda que audaz e forte. A ideia era representá-lo como a encarnação da barbárie, ou seja, de uma força que, nativa daquelas terras, deveria contudo ser moldada aos novos tempos que a Argentina vivia.

O contraponto para Quiroga era, na verdade, o próprio Sarmiento: um sujeito que acreditava nos livros, havia sido autodidata em sua San Juan natal, e que crescera com a ideia de combater os caudilhos de sua terra. Quando pensava num projeto de nação, sua ideia era a de que fossem introduzidas, na América, as formas políticas, industriais e econômicas que existiam, naquele momento, na Europa pós-Revolução Francesa e nos EUA.

Sarmiento tinha admiração pela pulsão de força do caudilhismo, mas não acreditava que ele pudesse levar a Argentina a um bom caminho. Preferia que essa força fosse canalizada segundo os moldes da civilização. E, sim, identificava-se com a visão unitária do país.

De modo geral, essa disputa entre Buenos Aires e o restante da Argentina deixou resíduos que se perpetuam até hoje na política contemporânea. Assim, é comum que o revisionismo, isto é, que a evocação histórica de líderes unitários e federalistas possua certa incidência na formação dos discursos e nas campanhas eleitorais dos políticos da atualidade.

No Legislativo, isso também se reflete, havendo diferenças entre os parlamentares originários de Buenos Aires e os do interior no que diz respeito às duas formas de ver o país. Quanto às diferenças econômicas, estas seguem sendo muito marcadas entre a capital e o interior: são sempre assuntos da pauta do dia o repasse de recursos às províncias, bem como temas que já deveriam ter sido resolvidos, como a interligação aérea entre distintas capitais sem que seja preciso, necessariamente, fazer escala em Buenos Aires.

Aqui e ali, inclusive, chegam a surgir alguns projetos de divisão do território, embora a Constituição os proíba. Em 2020, por exemplo, a questão voltou a ser evocada na província de Mendoza, em uma iniciativa que ficou conhecida como *Mendoexit*. Conhecida por seus vinhos e por seu turismo de montanha, a província tem uma economia local bastante vibrante, e vinha combatendo a pandemia do coronavírus melhor do que Buenos Aires. Foi então que uma ideia que já existia antes voltou a ser debatida: e se Mendoza fosse uma província à parte?

Mais simbólica do que efetiva, a discussão reflete o velho pensamento federalista que, muito forte no interior do país, sente-se vencido historicamente.

No século XX, unitários e federais foram substituídos, enquanto grupos distintos entre si, por novos atores políticos — embora os ideais que aqueles carregavam sejam bandeiras ainda hoje existentes. Dentre esses novos atores, os mais importantes, e que surgiram primeiro, foram os chamados "radicais", do partido União Cívica Radical, fundado em 1891 com um combo de ideologias progressistas para a época. Os radicais defendiam um Estado laico (algo que, hoje, encaixaríamos numa social-democracia desenvolvimentista) e pregavam um igualitarismo mais simpático à causa federal.

Seu principal nome histórico foi Hipólito Yrigoyen (1852-1933), presidente do país em duas ocasiões (1916-1922 e 1928-1930) e o primeiro a ser eleito pelo voto universal e obrigatório — embora ainda não existisse o voto feminino. Sobrinho de outro nome histórico, o fundador da UCR Leandro N. Alem (1842-1896), Yrigoyen levou a classe média ao poder, popularizando a política, e fez reformas profundas no funcionamento da administração pública.

A outra força política que surgiu no século XX foi o peronismo. Se quiséssemos explicá-lo bem, teríamos de usar o mesmo tempo que o leitor gastaria para ler *Dom Quixote* ou *Os sertões*, ou indicar-lhe um curso de, no mínimo, um ano com um doutor no assunto. Tentarei ser mais concisa.

O peronismo abraça várias correntes dentro de si. Obviamente, seu nome vem de seu criador, o general Juan Domingo Perón (1895-1974). Formado no ambiente militar, Perón projetou-se, inicialmente, em seus embates contra a própria caserna. O discurso militar desta época era elitista, e o de Perón se diferenciava, ao insinuar uma proximidade maior com a população.

No fundo, Perón jamais dispensou, em seus mandatos, alguns elementos essenciais do militarismo, como a ideia de hierarquia e de autoridade, além da afinidade ideológica com as forças políticas totalitaristas em voga na Europa dos anos 1930 e 1940.

De diferente, trazia o imenso carisma com que conquistou a população, que passou a segui-lo cegamente. De especial importância para sua consolidação no poder foi sua companheira Eva Perón (1919-1952). Nascida de família humilde e com uma imensa ambição, Evita, como era conhecida, incendiava os trabalhadores e trabalhadoras para que estes se juntassem no apoio ao casal.

Evita se dedicou a fortalecer a aliança com os mais humildes, com as mulheres, com os sindicatos. Era, porém, uma líder bastante enfática: em seus discursos e ações, soava mais radical do que Perón. Enquanto este manejava a articulação e a mediação entre as forças políticas, Eva Perón tinha um discurso mais extremo. Se, por um lado, introduziu a pauta da diminuição das injustiças sociais, por outro, Evita foi um fator determinante para a introdução de um discurso de divisão de classes e, até, de ódio aos ricos no país.

Um retrato crítico e bastante certeiro da Argentina que se desenhou sob sua influência é o ensaio *The Return of Eva Perón*, do escritor e Prêmio Nobel V.S. Naipaul. Nesse texto, baseado em sua experiência no país nos anos 1970, Naipaul não poupa espanto para descrever o tipo de sociedade em que a Argentina havia se transformado, e muito por conta do mito criado em torno da figura de Evita.

O texto diz:

> "Visitei a Argentina na época da guerrilha. As pessoas estavam esperando que o velho ditador Juan Domingo Perón voltasse do exílio. Os peronistas aguardavam o retorno do líder para que se cobrassem velhas contas. Um deles me disse: 'Há uma tortura boa e outra má. A boa tortura é a que se aplica aos inimigos do povo. A má é a que os inimigos do povo aplicam ao povo.' Os antiperonistas diziam o mesmo. Não pude assistir a nenhum debate verdadeiro. Só havia paixão

e frases feitas políticas. Clichês em sua maioria importados da Europa. Clichês transformam a realidade em abstração e, onde ela se impõe, as pessoas ficam sem causas, e então só há inimigos. Ainda há paixões que prevalecem na Argentina, aniquilando toda a razão e atrapalhando a vida das pessoas, sem que nenhuma solução apareça à vista."

Perón governou a Argentina por três conturbados mandatos: dois entre 1946 e 1955, e outro quando voltou do exílio na Europa, em 1973 — até sua morte, no ano seguinte. Líder populista e mão de ferro, anti-imperialista de inspiração fascista, criou o que ao longo das décadas se transformou numa ideologia mista e com várias divisões internas.

No peronismo de hoje há espaço tanto para a esquerda sindicalista organizada como para o movimento estudantil. Perón conquistou o coração tanto da guerrilha marxista (com os *montoneros*), cuja origem era a juventude de classe média urbana e católica, quanto o empresariado dito nacionalista, que desejava competir no mercado internacional.

Juntaram-se, também, ao peronismo, os liberais e os neoliberais — especialmente na década de governo de Carlos Saúl Menem (1989-1999). Não raramente, essas vertentes mantêm enfrentamentos internos, e muitas vezes violentos.

O mais famoso e sangrento deles ficou conhecido como o Massacre de Ezeiza. Na ocasião, distintas correntes do peronismo — mais especificamente a sindical (considerada então mais à direita) e a das guerrilhas (mais à esquerda) — enfrentaram-se nada menos do que no dia em que Perón voltou de um longo exílio na Espanha, em 20 de junho de 1973.

O saldo foi uma batalha campal que resultou em 13 mortos e mais de trezentos feridos.

O clima de violência política apenas se acirrou após a morte de Perón, em 1974. Na ocasião, como sua atual esposa, Isabelita Perón, era também sua vice-presidente, esta assumiu o cargo. Isabelita, porém, não era tão popular quanto Evita Perón — que havia morrido prematuramente, de câncer, aos 33 anos, tendo com isso sido transformada em mártir e símbolo dos peronistas. Isabelita, sem uma base de apoio clara, não conseguiu controlar os embates existentes na sociedade, que a partir de então só fizeram se agravar.

Um tabu na história do peronismo é o de que a viúva de Perón, para se manter no poder, havia se apegado à figura de um verdadeiro "bruxo", que fora seu mentor espiritual e se transformaria em ministro e braço direito em seu governo. Trata-se de José López Rega (1916-1989), que havia convivido com o casal durante seu exílio europeu. Entre as coisas estranhas que ele então realizava, estavam cerimônias entre Isabelita e o cadáver de Evita, que depois de permanecer desaparecido por anos, havia sido devolvido a Perón. Nessas cerimônias, López Rega dizia ser possível transmitir a força e a energia de Evita a Isabelita.

De modo mais concreto, López Rega foi o articulador e o comandante da Triple A (um verdadeiro esquadrão da morte, conhecido como Aliança Anticomunista Argentina). A ideia era combater a guerrilha armada de esquerda que, em sua origem, era peronista, mas que havia se afastado de Perón depois que este voltara do exílio e, por consequência, de Isabelita.

A guerrilha realizava atos de violência que assustavam a elite do país e começou a causar um clima de grande desconforto que abriu espaço para uma intervenção militar.

Entre 1974 e 1976, embora se tratasse de um governo democrático, houve violência por parte do Estado, em um cenário de anarquia civil violenta. O desenlace desse sangrento período, em que houve tortura, mortes e desaparições, e no qual Isabelita não foi capaz de equilibrar as forças em jogo, foi o golpe de Estado de 1976. Quando os militares derrubaram Isabelita, houve anuência de boa parte da sociedade, e prostração de outro lado.

Durante os anos da ditadura, que durou até 1983, mais de vinte mil pessoas desapareceram. A rigor, não há um número oficial e as estimativas variam, mas seguramente o número de desaparecidos não foi menor do que essa cifra, e podem ter encostado na marca dos trinta mil.

Nesse período, inspirados em técnicas do nazismo e acirrando o tratamento violento que já existia no período democrático anterior, os militares promoveram a tortura, o sequestro e a morte para calar seus opositores. Muitos dos desaparecidos foram jogados de aviões, sedados e com pesos nos pés, para se afogar para sempre nas águas do Rio da Prata.

A essa altura, o leitor pode se perguntar por que é necessário voltar tanto no tempo para falar da Argentina contemporânea. É que, de um modo particular, os anos 1970 são uma ferida ainda aberta e que causa dor no país.

A tal ponto que qualquer debate político atual não pode deixar de abordar essa época. Um político, nos dias de hoje, do partido que for, precisa se posicionar sobre o tema se quiser ser aceito no jogo. O questionamento sobre "de que lado está" é um dos primeiros a surgir quando uma pessoa postula um cargo público de comando.

Estar contra ou a favor das reivindicações por reparação e justiça com relação às vítimas do período significa estar de um lado ou de outro da atual *grieta*. Além disso, o apoio das entidades de direitos humanos é sempre crucial em qualquer campanha eleitoral. Desse modo, a voz dos líderes dessas organizações, como as mães e as avós da Praça de Maio, é ouvida por boa parte dos eleitores, seja para aceitá-las, seja para rejeitá-las.

Mas quem compunha essa *grieta* no começo dos anos 2000? De um lado, estavam os peronistas, que haviam saído de um período primeiro épico e depois trágico (como costumam ser as presidências na Argentina) de governo, o do peronista "liberal" Carlos Menem. De outro, a UCR e vários partidos menores que estavam descontentes com essa gestão, a qual havia promovido privatizações e operado numa chave pouco usual dentro do peronismo.

Menem foi o pai da paridade entre peso e dólar que trouxe estabilidade econômica ao país, mas que, com o correr dos anos, foi mantida de forma artificial. Passar o bastão para a oposição — congregada em uma grande aliança, a Frepaso (Frente País Solidário), liderada pela UCR — era então como entregar em suas mãos uma bomba-relógio.

Em 1999, o presidente eleito para suceder Menem, Fernando de la Rúa (1937-2019), era um radical que se mostrou, logo de cara, politicamente fraco para manter unida uma aliança composta de correntes tão variadas. Por outro flanco, De la Rúa não soube conter a crise econômica que inevitavelmente surgia no horizonte.

O ano de 2001 ficaria marcado, então, como um outro imenso trauma argentino contemporâneo. A partir de então, assim como a ditadura militar dos anos 1970, o ano de 2001 seria sempre lembrado nas eleições futuras, bem como no jogo de medos levantados a cada campanha. A ameaça de se "voltar a 2001" é um fantasma com o qual qualquer político joga para atacar o outro nas vésperas dos pleitos.

Mas o que de fato ocorreu naquele ano?

Os problemas haviam começado antes, em 1998, quando uma recessão começou a forçar uma indesejada desvalorização do peso. Menem não queria que isso ocorresse, pois abandonar a paridade teria um custo político que ele não queria pagar.

Afinal, no começo daquele período, a Argentina tinha vivido não apenas anos de prosperidade, mas também uma sensação de que o país tinha enriquecido. As classes média e média alta podiam viajar para o exterior e comprar importados a preços baixos. Por outro lado, a Argentina ficou caríssima para quem vinha de fora, para investir ou para passear. Paralelamente, um intenso programa de privatizações foi realizado, abalando a indústria nacional por um longo período.

Quando De la Rúa assumiu, já não era mais possível tapar o sol com a peneira. E o presidente se viu levado a adotar a medida do *corralito* no começo de dezembro de 2001. Ela consistia na determinação de limitar a retirada de dinheiro em efetivo dos bancos por parte dos usuários. Essa política havia sido desenhada pelo então ministro da economia, Domingo Cavallo.

O *corralito* imediatamente foi muito impopular, até porque foi seguido de uma maxidesvalorização do peso.

Vieram os atos de intensa violência, com protestos de rua, ataques a bancos, saques e repressão. O saldo da violência naquelas semanas foi de 39 mortos.

A situação saiu do controle, e De la Rúa anunciou sua renúncia em 21 de dezembro. Sua saída da Casa Rosada foi marcada pelo vexame. Ele se retirou dali de helicóptero, sob os olhos estupefatos dos argentinos, que receberam como presente de Natal um país conturbado, com sangue nas ruas e completamente acéfalo.

Desde então, foi se consolidando a ideia de que um político não peronista jamais seria capaz de completar um mandato, ideia que foi reforçada, ainda, pelo fato de Raúl Alfonsín (1927-2009), primeiro presidente pós-ditadura, também da União Cívica Radical, ter sido pressionado a deixar o poder antes do fim do mandato constitucional. Em seu caso, a razão foi a hiperinflação.

As dificuldades pelas quais a Argentina passou depois de 2001 foram imensas, com índices de desemprego e de pobreza aumentando exponencialmente. O período acabou marcando ainda mais a *grieta*.

De um lado, estavam os peronistas, ainda que divididos naquele momento por conta da polêmica passagem de Menem pelo poder: havia aqueles que tinham apoiado a guinada liberal, e havia os que tinham se mantido críticos a ela.

Do outro lado, estava o restante dos vários atores do espectro político. Era a turma que abraçou a consigna daquela revolta de 2001, e que afirmava: "Que se vayan todos" [Que todos vão embora]. De tanto ecoar nas passeatas e protestos, a expressão se celebrizou na Argentina e acabou sendo exportada para manifestações que ocorreram depois disso em outros países da região.

Aí começava um processo de desgaste com a política tradicional do qual o então novato Mauricio Macri seria o principal personagem a tirar vantagem.

Ex-presidente do clube mais popular do país, o Boca Juniors, Macri entrou na política com a ideia de que ele poderia ser uma opção *outsider*, alguém sem vínculos com partidos tradicionais, que não queria perder tempo com as disputas do passado e que se apresentava como um bom gestor — o que de fato havia sido à frente do Boca.

Aos poucos, Macri conseguiu ir ganhando apoio entre os descontentes com a chamada "política de sempre", como aconteceria nesta época com outras figuras políticas em várias partes do mundo.

A escalada de Macri com esse discurso começou quando ele exerceu o cargo de deputado nacional pela Cidade Autônoma de Buenos Aires (2005-2007) e, depois, como chefe de governo da capital (que tem status de província) por dois mandatos (2007-2015).

Para isso, criou um partido, o PRO (Partido Proposta Republicana), e se cercou de empresários e ex-colegas da escola em que havia estudado, o tradicional Colegio Cardenal Newman.

Macri é filho de um dos principais empresários argentinos, Franco Macri (1930-2019), que havia vindo da Itália aos 18 anos para tentar fazer fortuna. Fundou uma empresa que logo se converteria num império, o Grupo Macri, que atuava na construção, na produção de automóveis e na indústria de alimentos, entre outros setores.

Macri pai sonhava em fazer do filho, Mauricio, seu sucessor. A ideia não entusiasmava muito o rapaz, que começou a ficar conhecido mais por sair em revistas de fofocas e por seu comportamento de conquistador. Macri pai o colocou em postos altos de chefia muito cedo. E, por conta disso, Macri filho, dentro de sua insegurança pessoal, decidiu até mesmo deixar um bigode crescer, para parecer mais velho e ter autoridade sobre seus funcionários.

O episódio que o fez decidir ser independente ocorreu quando foi sequestrado em 1991, aos 32 anos. Surpreendido ao chegar em casa de madrugada, foi levado a um cativeiro, onde esteve preso por doze dias, até que a família aceitou pagar seu resgate. Em entrevistas posteriores ao evento, Macri assinalou o episódio como sendo um dos marcos em sua vida que o fizeram decidir tomar um caminho diferente daquele que o pai havia desenhado para ele.

Primeiro, candidatou-se para presidir o Boca Juniors, venceu e se projetou, ali, de modo mais popular, de 1995 a 2008. Depois, lançou-se na política propriamente dita. Com seus amigos de colégio e alguns novos colaboradores, fundou o PRO, justamente quando a sociedade argentina ainda estava ecoando nas ruas o "Que se vayan todos", referindo-se à chamada velha política.

Formava-se o ambiente ideal para a chegada desse novo partido, que se apresentava como pragmático, isto é, que superaria o conceito de bipolaridade entre esquerda e direita. Mas foi como chefe de governo da cidade de Buenos Aires, cargo que tem o mesmo status que o de um governador (por ser a capital do país uma entidade autônoma), que Macri foi construindo seu espaço como principal opositor ao kirchnerismo.

A partir de 2007, com a eleição de Cristina Kirchner como presidente e de Mauricio Macri como chefe de governo de Buenos Aires, a Argentina passou a viver entre dois polos políticos. Apesar de odiar rótulos, Macri se identificaria com a agenda da centro-direita.

A polarização entre kirchneristas e macristas ficaria ainda mais acentuada depois de 2011, quando ambos conquistaram a reeleição em seus cargos.

O começo da derrocada kirchnerista — com a recessão causada pelo fim do "boom das commodities", os escândalos de corrupção que foram revelados pela mídia, a impopularidade da presidente por conta de seus avanços contra a imprensa e contra grupos empresariais, entre outros fatores — favoreceu Macri, que foi reunindo em torno de si, aos poucos, as vozes opositoras.

No começo da campanha eleitoral de 2015, porém, ainda não era claro que ele sairia vitorioso para o posto que mais sonhava, o de presidente.

Seu rival, o escolhido por Cristina para disputar a sucessão, era Daniel Scioli, que havia sido governador da província de Buenos Aires e vice-presidente de Néstor Kirchner. Porém, o peronismo e suas distintas vertentes — a mais à esquerda, a moderada e a direitista — estavam fragmentados, e Scioli não conseguiu compor uma unidade em torno de seu nome.

As pesquisas, antes do primeiro turno, mostravam um grande número de indecisos, e uma liderança frágil de Scioli. Este ganhou o primeiro turno, mas com uma diferença muito pequena. Na corrida para o segundo turno, o jogo virou. Ainda que com uma vantagem pequena, Macri saiu vencedor na eleição (com 51,4% contra 48,6%).

Essa diferença pequena já sinalizava para Macri que este seria um governo complicado, e que os peronistas ainda teriam muita força, principalmente no Congresso. A única coisa que faltava para que dinamitassem sua Presidência seria unir as distintas vertentes em que haviam se dividido.

Parecia fácil, mas o fato é que tal coisa não aconteceu até os idos do ano de 2018. Cristina Kirchner, por sua vez, ensaiava tentar voltar ao cargo, mas sentia que a alta rejeição a seu nome que as pesquisas mostravam a atrapalharia. E começou a elaborar uma estratégia por meio da qual tentaria voltar ao poder. Até então, porém, Cristina escolheu ficar nas sombras.

Na verdade, aos olhos dos argentinos, ela parecia mesmo desaparecida, tentando não se fazer notar, enquanto as denúncias de corrupção que a envolviam ganhavam espaço no noticiário.

No dia da posse de Macri, parecia que o país tinha afastado de vez o kirchnerismo do palco. Entre os gritos de guerra da multidão que compareceu à Praça de Maio para celebrar a chegada do novo presidente, em 10 de dezembro de 2015, estava o famoso "No vuelven más" [Não voltam mais]. Não era necessário dizer que se tratavam dos kirchneristas, e de Cristina, especificamente. Os antiperonistas de fato acreditavam que aquele episódio tinha terminado.

Macri saiu ao balcão da Casa Rosada e, com seu estilo brincalhão de quem considerava que a política deveria ser algo mais informal, dançou com o bastão presidencial na mão. Puxou para seu lado a vice, Gabriela Michetti, que é cadeirante; do outro lado, estava sua mulher, a rica e milionária Juliana Awada, um modelo para muitas vozes femininas de classe alta — mas odiada, por outro lado, pelas feministas de esquerda.

Para seus apoiadores, o modo de atuar de Macri foi visto como uma burla à seriedade do engajamento peronista. Já seus críticos consideravam que suas dancinhas e seu desfile em público, com sua bela mulher, apenas exibiam sua futilidade e mostravam o quanto ele não estava à altura do cargo.

A fórmula do novo presidente eleito e de sua equipe econômica para tirar a Argentina da recessão era, em linhas gerais, "reabrir a Argentina ao mundo". Em termos práticos, isso significava suspender a restrição para a compra de dólares — que havia causado, como outras vezes na história argentina, a existência de duas cotações, a oficial e a paralela, com uma enorme diferença entre elas.

A existência de duas cotações de dólar, aliada às travas protecionistas, faziam com que a Argentina fosse um país caro para se investir. Além disso, estimulava o aumento da inflação, uma vez que o dólar paralelo acabava determinando os preços dos produtos nas prateleiras do comércio local.

O dólar deixou de ter dois valores já nos primeiros dias da gestão de Macri. Isso deixou muita gente feliz, embora significasse, na prática, uma imediata desvalorização do peso argentino. Afinal, o valor do dólar oficial ficou muito mais próximo do valor do dólar paralelo, ou seja, quase 40% mais caro. Mas a euforia com o novo governo era tanta que isso passou quase despercebido pelos que estavam entusiasmados com a chegada de Macri. Naquelas primeiras semanas, o capital político do novo mandatário era bastante alto, pegando carona na euforia dos que esperavam ansiosos que o período kirchnerista terminasse.

Macri apostou forte em imagem e em publicidade nas redes sociais. Logo passou a frequentar círculos no mundo em que o peronismo não se aventurava, ou evitava, principalmente por questões ideológicas. Por exemplo, o Fórum de Davos.

Em seu primeiro ano no evento, Macri desfilou como sensação, irradiando a imagem de político moderno, que liberaria a Argentina das amarras ideológicas do peronismo e a abriria para o comércio e para a chegada de investimentos de todo o mundo.

O próprio presidente dizia que essa política de abertura traria para o país uma "chuva de investimentos". Não contava ele, porém, que para que isso acontecesse, a Argentina teria de recuperar a imagem de país confiável, em que as regras não mudassem a cada governo, coisa que, no mais, já estava consolidada no imaginário do mercado. Além disso, para que essa fórmula funcionasse, era necessário que a economia mundial estivesse em um contexto de expansão, o que não era o caso.

Em 2015, já havia se iniciado a desaceleração do crescimento da China e da economia mundial. Macri realizou viagens e recebeu em Buenos Aires vários líderes, de Barack Obama (EUA) a François Hollande (França), de Michelle Bachelet (Chile) a Donald Trump (EUA), e ainda apostou numa aliança de governos de centro-direita da América do Sul, ao lado do chileno Sebastián Piñera, do paraguaio Mario Abdo Benítez e do brasileiro Jair Bolsonaro.

A Argentina ainda se propôs ser sede de grandes cúpulas internacionais, como se deu com a reunião da OMC (Organização Mundial do Comércio), em 2017, e com a do G20, em 2018.

Todo esse esforço de mostrar o país aberto ao mundo melhorou, sem dúvida, a imagem da Argentina no exterior, principalmente nos anos em que o Brasil se mostrava voltado para sua crise interna, desde as manifestações que antecederam o impeachment de Dilma Rousseff.

A recessão brasileira, associada à instabilidade política em nosso país, atrapalhou o desempenho da economia argentina nos anos Macri. Em entrevista que realizei com o então ministro da economia, Nicolás Dujovne, ele me dizia que a cada 1% de PIB que o Brasil crescia, a Argentina automaticamente crescia 0,5%, e o contrário acontecia a cada queda de desempenho da economia brasileira.

Ao final do governo Macri, um alto funcionário da gestão, ao fazer um balanço do período, afirmou que o mau desempenho do Brasil nos últimos anos havia impactado diretamente a performance da gestão Macri e colaborado para que este não fosse reeleito.

Mas a primeira impressão de que a mudança para a qual o novo presidente acenava não era o melhor caminho começou a ser sentida pelos argentinos num quesito que dói a qualquer eleitor do mundo: o bolso.

Durante os anos do kirchnerismo, movido pelos bons ventos do "boom das commodities", o governo argentino ofereceu subsídios a diversos serviços, que persistiam até então. As contas de água, energia, gás e transportes eram ridiculamente baixas, porque boa parte de seu custo era financiado pelo Estado.

Essa medida havia sido tomada já durante o governo de Néstor Kirchner (2003-2007), a fim de tentar diminuir a cifra da pobreza. Afinal, depois da tal crise de 2001, ela havia aumentado para 49,7% da população. Os subsídios foram então uma ajuda de extrema importância para a população mais humilde, que de modo algum gostaria que eles fossem retirados. No fim da gestão de Néstor, a cifra da pobreza já havia baixado para 26,9%.

Com o tempo, porém, os subsídios foram se transformando num problema de difícil solução: a diminuição dos recursos do Estado para continuar pagando, aliada ao imenso custo político que significaria retirá-los, fizeram com que Cristina optasse por seguir com aquelas medidas, embora elas causassem dano à economia em geral.

Quando Macri assumiu, uma de suas prioridades era criar uma maneira de retirar esses subsídios que o Estado já não tinha mais como pagar. Havia duas opções: fazer tudo de uma vez, e engolir de um só gole o custo político da medida impopular, ou ir reduzindo esse benefício, o que resultaria num aumento gradual das tarifas ao longo de seu mandato. O problema é que, mesmo no caso de uma diminuição paulatina, os subsídios eram muito altos, e a cada anúncio de redução, vinha uma onda de insatisfação.

Esses ajustes nos preços passaram a ser conhecidos como "tarifaços". Se por um lado retirar tudo de uma vez podia ser algo impopular, os tarifaços, por outro, não foram menos desgastantes. Houve marchas, protestos e casos em que a Justiça foi acionada para garantir que não houvesse excesso no prejuízo de parte da população mais carente e das empresas. Essa situação se prolongou praticamente durante toda a gestão, minando aos poucos a popularidade do presidente. Este, em sua defesa, afirmava que, mesmo com os aumentos, os argentinos pagavam muito menos por esses serviços do que seus vizinhos da região — o que era certo teoricamente, mas pouco apaziguador na prática.

Enquanto isso, outra grande pedra no sapato de Macri que não foi resolvida por sua equipe econômica foi a inflação. Sua gestão começou com a cifra de 26,5% de inflação ao ano — chamada pela sua equipe de "herança maldita" deixada por Cristina.

É preciso levar em conta que esse número era obtido por meio de consultorias privadas e de estimativas de economistas independentes. Isso porque, de modo arbitrário, Cristina havia determinado uma intervenção no Indec (o IBGE argentino), fazendo com que os dados oficiais do governo em sua gestão fossem todos maquiados.

Com relação à inflação, o próprio Macri admitiria, ao final da gestão, que não acreditava que o desafio seria tão difícil, e que apenas com a liberação do câmbio e com as medidas de flexibilização de barreiras comerciais seria possível atrair a chamada "chuva de investimentos". Com isso, o país cresceria, e a melhora macroeconômica provocaria a redução da inflação.

Essa foi uma avaliação que se mostrou equivocada. Não houve investimentos em infraestrutura e em condições de segurança da economia. Além disso, o cenário político e econômico argentino ainda gerava muitas dúvidas e incertezas, o que fez com que a chamada "estagflação" — estagnação com inflação — se impusesse. Ou seja, o país não crescia, mas de todo modo a inflação persistia. E alta.

Um novo erro crucial foi cometido pelo entorno de Macri, desta vez na área da comunicação. Logo no começo de 2016, quando se iniciava a impopular medida de ajustes das tarifas, o presidente, ainda inflado com a vitória, afirmava que, no "segundo semestre", a inflação baixaria.

Isso não apenas não ocorreu como o índice só foi aumentando em sua gestão. A tal melhora da inflação no "segundo semestre" virou uma piada nacional. Ao entregar o poder, em 2019, Macri deixou nas mãos de Alberto Fernández um país com uma inflação anual acumulada de mais de 50% ao ano.

Já a pobreza, que havia sido reduzida durante o kirchnerismo, também voltou a aumentar. No fim de seu mandato, este índice mostrava que mais de 40% dos argentinos viviam abaixo da linha da pobreza. Esse era um quadro difícil de olhar. Historicamente, a Argentina tinha ficado conhecida como sendo um país essencialmente de classe média. Essa era, inclusive, uma ideia que a cultura refletia, sobretudo no cinema e na literatura.

Num cenário como este, a visita de Macri aos reis da Espanha, ou a estadia de Barack Obama na Argentina, ou mesmo a realização de fóruns internacionais, acabavam causando, na população em geral, um efeito inverso.

Em vez de sentir otimismo em relação ao futuro, e que o país estava "voltando ao mundo", o que o argentino médio passava a pensar era que Macri parecia se importar mais com a liturgia do cargo, ou seja, com mostrar-se e exibir-se publicamente ante uma audiência internacional. Sua imagem de líder vaidoso era mais evidente do que as melhoras reais no dia a dia da população. Enquanto ele brilhava para fora, dentro do país as dificuldades econômicas castigavam a classe média e as camadas mais humildes. Em outras palavras, o tiro acabou saindo pela culatra.

A imprensa nacional tinha dificuldade de se reportar a esses problemas de modo crítico. Isso porque ela havia sofrido tanto durante os anos kirchneristas que o alívio com a chegada de Macri a levou a segurar sua mão por muito mais tempo do que ele merecia. Jornais e TVs que haviam passado anos criticando a gestão kirchnerista, apontando casos de corrupção e sendo pressionados e perseguidos pelo governo, ficaram tão felizes com a chegada de Macri que abandonaram o senso crítico. Falharam, intencionalmente ou não, no modo de transmitir as vias pelas quais o país estava se perdendo.

A trégua a Macri acabou sendo muito mais generosa do que o devido.

Este, para devolver esses afagos, retirou entraves à atividade jornalística que o kirchnerismo tinha imposto: a Lei de Meios, que obrigava empresas de comunicação a desinvestir, para evitar os monopólios, a pressão sobre anunciantes para que não se pusesse propaganda em jornais contrários ao governo, entre outras medidas.

Juntamente a esses gestos pró-imprensa, Macri e seus ministros passaram a dar entrevistas, algo que, por exemplo, simplesmente não ocorria nos anos de Cristina. Falar com qualquer funcionário do governo kirchnerista sempre havia sido algo extremamente difícil, na maioria das vezes, impossível. E diga-se que a própria Cristina praticamente não procurou os meios de comunicação, exceto em uma ou duas entrevistas dadas a meios alinhados ao governo.

Aliviando economicamente a situação dos veículos, Macri conquistou seu apoio. Assim, matérias investigativas que o pudessem comprometer acabaram sendo encobertas; uma ou outra vinha à luz, de modo esporádico e, em geral, discreto — mais por conta da pressão exercida pelos jornalistas de investigação sérios do que por iniciativa dos que chefiavam esses meios.

Diferentemente de outros países, por exemplo, o caso Odebrecht, na Argentina, nunca chegou a ser um grande escândalo, apesar de se saber que a empreiteira brasileira havia admitido pagar subornos e caixa dois no país num valor de mais de US$ 35 milhões.

Como não havia veículo de comunicação que decidisse enfrentar o governo de frente, ou que avaliasse criticamente a atuação de Macri, aconteceu dessas coisas que parecem só ter lugar na Argentina, onde a TV e a chamada "farândula", o mundo do espetáculo e do showbiz, são tão influentes.

Em março de 2017, coube à legendária apresentadora e ex-atriz Mirtha Legrand, em seu famoso programa de entrevistas realizado sempre durante um jantar, e que é um hit de audiência em todo o país, fazer perguntas as mais incômodas a Macri, deixando-o sem palavras ou respondendo de forma hesitante e gaguejante.

"Vocês não veem a realidade. As pessoas estão reclamando muito", disse Legrand, então com noventa anos, ao casal presidencial, que não ousou retrucá-la a não ser por evasivas e de maneira branda. Macri e Awada sabiam que uma resposta dura a Legrand chegaria a milhões de argentinos e poderia "queimar o filme" do casal em questão de segundos.

Legrand é uma figura admirada em todo o país. O custo político seria gigantesco. Macri fez algumas piadas e, quebrando o gelo, tentou sair do incômodo com comentários jocosos, mas acabou tendo de engolir a bronca.

A partir daí, começou a se reforçar ainda mais a ideia de que Macri não passava de um vaidoso homem rico que, um pouco entediado com sua vida de milionário, havia abraçado o desafio de ser também alguém poderoso. Os opositores peronistas viram nele o inimigo perfeito, pois representava os interesses do capitalismo e as futilidades que vinham com a vaidade. No linguajar peronista, Macri vestia a fantasia do *garca* (gíria que vem de oligarca), figura odiada por gerações de seguidores desse movimento.

Eram famosas as piadas que se faziam com o fato de que Macri não conhecia bem os rincões mais afastados do país. Ele próprio reconhecia isso quando organizava uma campanha em que batia de porta em porta e passava algum tempo conversando com famílias simples, humildes. E logo surgiam memes ou vídeos com as gafes e piadas que seus comentários geravam. Nessa seara, aliás, não faltavam pisadas na bola reais. Por exemplo: quando havia manifestações contra as tarifas ou outras medidas impopulares de seu governo, ele dizia que os eventos tinham sido pagos pela oposição. Indo mais além, cometia gafes ao afirmar que as próprias pessoas que haviam ido ao protesto tinham recebido dinheiro das lideranças políticas peronistas — ou mesmo o pão com choripán — o pão com mortadela argentino, identificado à pobreza no país.

Ainda no terreno das gafes, uma que lhe custou capital político ocorreu quando houve uma longa greve de professores do serviço público em sua gestão. Com ela, veio um debate sobre a qualidade do ensino público no país, que vinha se deteriorando desde a crise de 2001.

Macri fez um comentário dizendo que a situação de uma família que se visse sem renda poderia obrigar os pais a deixar que seus filhos "caíssem" no sistema público de educação. Isso pegou muito mal entre os profissionais da rede pública, porque ficou claro que o próprio presidente reconhecia que o sistema era deficitário. E, pior, de modo a deixar subentendido que o serviço que esses professores prestavam era ruim ou de baixa qualidade.

Na Argentina, como no Brasil, a rede pública havia perdido prestígio nas últimas décadas, levando as famílias das classes média e alta a nem sequer cogitarem colocar seus filhos nela, preferindo as escolas particulares.

Apontar esse problema, porém, e na condição de presidente, é algo que deveria ter sido feito de modo cauteloso. Macri não soube fazê-lo. E o fato de ele ter estudado num dos colégios mais caros e exclusivos do país, o Cardenal Newman, não ajudava.

O estilo de vida da família Macri, com suas viagens internacionais com estadias em hotéis caros, seus fins de semana na casa de campo de Los Abrojos, o look estiloso das roupas da primeira-dama, Juliana Awada, não colaboravam para fazer com que Macri se identificasse com os mais humildes. Enquanto isso, a crise econômica e a falta de crescimento do país iam aumentando a pobreza.

Macri pedia tempo para que as coisas começassem a melhorar. No começo de 2016, quando começou de fato a governar, dizia que as medidas econômicas tomadas no começo do mandato precisavam de tempo.

Até a eleição legislativa de 2017, seus eleitores lhe deram crédito. A aliança política encabeçada por ele, chamada de "Cambiemos" [Mudemos], recebeu apoio importante, tendo em vista a boa votação de seus candidatos.

Nessa ocasião, o trauma do período kirchnerista ainda contava muito. Na festa de celebração dos resultados da eleição legislativa de 2017, os apoiadores de Macri, reunidos no Costa Salguero, um shopping chique na famosa Costanera, à beira do rio da Prata, em Buenos Aires, ecoavam a toda voz, referindo-se novamente aos kirchneristas: "Não voltam mais!"

Na mesma eleição, porém, Cristina Kirchner já começava sua estratégia de voltar ao jogo político, elegendo-se senadora pela província de Buenos Aires.

Veio 2018, e a gestão Macri ia se desgastando. Mesmo com o voto de confiança de seus apoiadores no ano anterior, o presidente não conseguiu dar uma resposta aos problemas do país. A economia não decolou e o desgaste político se acelerou. Foi o ano da popularização de seu achincalhamento, quando o grito de guerra/canção "MMLPQTP" conquistou o espaço público.

Foi ficando mais claro que a melhoria das cifras da macroeconomia não aconteceria apenas com as medidas que tinham sido tomadas. Ainda uma vez, a Argentina sofria por fatores que excediam a política nacional: houve uma má colheita da soja (importante produto de exportação) devido a uma seca. E, no front externo, a desaceleração da economia mundial e a guerra comercial entre China e EUA debilitavam economias muito vinculadas ao dólar — e isso impactou diretamente a gestão de Macri.

O presidente, porém, ainda mantinha uma popularidade que rondava os 40%, não tanto por seus acertos, mas pela alta rejeição da população ao kirchnerismo.

O que começou a marcar o fracasso de seu governo, porém, se deu em junho de 2018, quando o presidente, de modo atrapalhado, anunciou que o país pediria um empréstimo ao FMI, primeiro de US$ 50 bilhões e, logo depois, aumentando esse valor para US$ 57 bilhões. O organismo internacional pediu uma contrapartida: a de que o país diminuísse o déficit fiscal e a inflação.

Os argentinos ficaram atônitos. Pedir dinheiro ao FMI não só era um sinal de fracasso, como evocava a memória de empréstimos passados, que impuseram ajustes duríssimos à população. Na sociedade, o FMI tinha 75% de rejeição. Mas Macri edulcorou a mensagem, dizendo que o dinheiro serviria apenas para dar estabilidade ao peso — que vinha perdendo valor por conta da guerra comercial entre China e EUA — e segurança aos investidores externos.

As contrapartidas não foram cumpridas, a inflação continuou aumentando e o problema fiscal persistiu.

Ainda assim, o círculo de Macri acreditava que venceria a corrida pela reeleição, que seria disputada em 2019. De fato, o peronismo, até então, encontrava-se fragmentado, e isso gerava certa confiança de que se podia vencer.

No peronismo, havia a ala dos kirchneristas — mais barulhenta e popular, mas com alta rejeição do eleitorado, mais ou menos como ocorreu com o PT, no Brasil —, a ala dos chamados moderados, composta por nomes como Sergio Massa, ex-aspirante à Presidência, Juan Manuel Urtubey, mais de centro, governador de Salta, e Alberto Fernández. Este último tinha se afastado dos Kirchner após ter sido chefe de gabinete de Néstor e, depois, de Cristina. Chegou a fazer críticas bastante duras à presidente, que viralizaram nas redes sociais depois que os dois se reconciliaram.

Por fora, corriam os sindicalistas, mais identificados com o peronismo de direita, mas que estavam como que abandonados pelo kirchnerismo. E havia, ainda, os peronistas mais liberais, ainda saudosos da era Menem. Além disso, tinham se afastado do kirchnerismo os peronistas mais ligados às pautas dos direitos civis, hoje mais identificadas à esquerda. Estes últimos, ou se filiaram a partidos de esquerda, ou passaram a atuar apenas no ativismo social. Esse divórcio da área mais militante à esquerda com o kirchnerismo se deu porque Cristina Kirchner colocou grandes obstáculos à legalização do aborto, embora em seu governo tenha havido vários avanços quanto às leis de gênero e de violência contra a mulher.

A pauta feminista vinha ganhando muito espaço desde a fundação do Ni Una Menos [Nem uma a menos], um grupo de mulheres que se reuniu, em 2015, para reivindicar medidas contra a violência de gênero. O movimento foi crescendo, sendo exportado para outros países, e abraçando outras bandeiras.

Em 2018, foi a vez da chamada "maré verde" crescer. A luta pelo aborto ganhou espaço com uma proposta do próprio Macri de que o Congresso debatesse, e colocasse em votação, uma Lei de Aborto que se aplicasse até a 14ª semana de gestação apenas pela decisão da mulher. Macri, pessoalmente, não é a favor do aborto, mas impulsionou a votação do tema por questões políticas. A perda de popularidade por conta da questão econômica precisava ser compensada de algum jeito.

Foi comovedor ver o movimento ampliar-se no país, especialmente entre mulheres jovens. O símbolo dessa luta passou a ser um lenço, inspirado nos lenços que eram usados pelas mães da Praça de Maio. Esse lenço, em vez de branco, como o das mães, era verde. E ia amarrado em mochilas, nos punhos, nos cabelos das feministas pró-aborto que faziam passeatas e organizavam atos públicos.

Em contrapartida, surgiu uma reação do setor mais conservador da sociedade, identificado pela cor celeste. Também usando lenços e realizando contramarchas, pediam que os congressistas não aprovassem a lei.

A noite da votação na Câmara de Deputados, em junho de 2018, foi uma demonstração de fortaleza do grupo da maré verde. O debate e a votação entraram pela madrugada gelada, e as mulheres de verde não deixaram a praça que fica diante do edifício do Congresso.

O aborto passou na Câmara, mas naufragou no Senado, por poucos votos. De certo modo, o debate acabou esquentando o clima de polarização pré-eleitoral. Os "verdes" ajudaram a unir a esquerda ao peronismo, enquanto que os "celestes" fizeram com que os antiperonistas e a direita levantassem a guarda. Olhando em retrospectiva, podemos dizer que o feminismo da maré verde foi uma das bandeiras que ajudaram a unificar o peronismo em torno da candidatura de Alberto Fernández.

Mas isso não era muito sentido, ainda, no começo de 2019. Naquele verão, não parecia haver um elemento que unisse a oposição, a fim de ir contra a candidatura à reeleição de Macri.

O presidente, por sua vez, não cuidava tanto de sua candidatura, e parecia confortável em se apresentar como um mal menor a um eleitorado desanimado e desgastado pela crise econômica. A alta rejeição a Cristina Kirchner dava-lhe certa tranquilidade e, distraído com o combate à crise econômica, o presidente não preparou uma estratégia contundente para a eleição de outubro.

Cristina, porém, que possui habilidade política como poucos na região, preparou essa estratégia. Na verdade, a ex-mandatária não havia parado de pensar nisso por sequer um minuto desde que deixara o gabinete presidencial na Casa Rosada.

E foi assim que, numa manhã de sábado, em 18 de maio de 2019, Cristina lançou nas redes sociais um surpreendente vídeo, no qual aparecia dizendo que não concorreria à Presidência, mas sim à Vice-Presidência da Argentina. E que a cabeça de sua chapa seria Alberto Fernández, uma figura do peronismo que andava meio esquecida, e que a havia procurado há alguns meses para pedir que, caso eleita, ela o mandasse para ser embaixador no estrangeiro.

Apresentar-se como vice foi a estratégia encontrada por Cristina para driblar a rejeição que havia a seu nome, por conta dos processos de corrupção.

Alberto Fernández, conhecido por seu perfil moderado e contemporizador, parecia o mais indicado para acalmar as divergências entre os peronistas. E era tido como uma pessoa leal aos Kirchner, embora, durante a segunda gestão de Cristina, tenha feito críticas à mandatária. Um de seus maiores trunfos, também, era o de ter sido chefe de gabinete de Néstor durante a grande tarefa de reerguer a economia argentina, depois do baque de 2001.

O fato de ter um know-how para que a Argentina saísse da crise (por já ter passado por uma, e grande); e por ter participado de um governo que, de fato, tinha conseguido aliviar um pouco a questão da pobreza e, com isso, recuperado a autoestima nacional, essa passou a ser sua bandeira de campanha. Ela parecia se encaixar bem no momento de desalento que a Argentina atravessava.

A partir desse anúncio, a articulação para uma nova união do peronismo não apenas parecia viável, como ocorreu de repente. Um dos dissidentes, Sergio Massa, que tinha sido tão crítico a Cristina quando concorreu às eleições de 2015, resolveu voltar a se aproximar do kirchnerismo. O mesmo aconteceu com lideranças mais à esquerda e feministas, como Victoria Donda, que criticava Cristina por conta de sua oposição ao aborto quando esta foi presidente.

A campanha de Fernández começou a se apoiar, também, em um imaginário que é um verdadeiro mito dentro do peronismo: a ideia do retorno do líder e salvador da pátria (típico do populismo). Esse imaginário tem raízes fortes e baseadas na longa espera, cheia de expectativas, que acompanhou o exílio de Perón depois de ter sido derrubado por um golpe militar em 1955, e ter retornado à Argentina apenas em 1973. Para ocupar novamente o posto de presidente.

O grito de guerra "Vamos a volver" [Vamos voltar], com os dedos levantados e fazendo o sinal da vitória, tomou conta das manifestações. Estava também nos cartazes e faixas que a militância jovem levava em seu retorno às ruas. E se juntou, logo, aos gritos mais recentes, criados durante os anos K: "Cristina é a chefe", ou ainda "Néstor não morreu, Néstor vive no povo".

Cristina participou da campanha de modo muito discreto e indireto. Não fez grandes comícios ou atos, mas, sim, organizou sessões de lançamento de um livro autobiográfico, *Sinceramente* — no qual contava o drama pessoal que dizia estar vivendo por conta dos processos de corrupção em marcha contra ela. A obra também relatava o quanto sua família tinha sofrido nos anos de governo (quando o livro foi lançado, sua filha, Florencia, estava em Cuba fazendo um tratamento contra depressão). Em *Sinceramente*, a ex-mandatária também contava sua versão do período em que ela e Néstor estiveram à frente do país.

A militância comparecia sempre a esses atos de lançamento. O primeiro deles havia ocorrido na Feira Internacional do Livro de Buenos Aires, que acontece anualmente no edifício da Sociedade Rural, em Palermo. Depois, passou por outras capitais e cidades do interior.

Os militantes faziam dos lançamentos festas de campanha. E neles soavam os tambores e as canções kirchneristas — inspiradas nas criativas músicas de torcidas organizadas de futebol, tão comuns na Argentina.

A deterioração da economia, enquanto isso, foi dinamitando a base da coalizão de Macri. O tradicional partido União Cívica Radical, uma das principais bases de apoio do presidente, rachou, e entre seus líderes, nem todos viam com bons olhos continuar apoiando o mandatário por mais um período. Por outro lado, tampouco dispunham de uma figura forte para participar de modo individual da contenda.

Alguns sugeriram que Macri desistisse do pleito, em favor da candidatura da então governadora da província de Buenos Aires, María Eugenia Vidal. Simbolicamente, esta havia contribuído de maneira determinante para a vitória de Macri em 2015: era uma mulher mais vinculada ao povo, tinha origem mais humilde, não posava de arrogante e era mais carismática. Por tudo isso, não tinha o apoio, obviamente, do círculo mais próximo a Macri, a saber, seus antigos colegas de Cardenal Newman.

Mas o fato é que, àquela altura, o nome de Vidal começou a soar como uma melhor possibilidade, por ela governar o território onde há mais votantes argentinos, a província de Buenos Aires, que concentra 38% do eleitorado.

Macri, porém, não aceitava essa opção. Sempre gostou do estilo próprio de Vidal e a via como possível sucessora, mas não queria largar o bastão tão cedo. Acreditava que poderia vencer em 2019 e, depois de dois mandatos, aí sim lançá-la.

Com pesquisas pré-eleitorais pouco claras e que, ao final, mostraram-se completamente equivocadas, chegou-se ao dia 11 de agosto, quando se disputaram as primárias no país.

As chamadas Paso (Primárias abertas, simultâneas e obrigatórias) são uma votação relativamente nova na Argentina, criada em 2011 com o objetivo de definir os candidatos dos partidos mediante sua aprovação por parte dos eleitores.

A ideia original era a de que cada partido chegasse às Paso com mais de uma opção de candidato para a eleição, a qual ocorre, em geral, um mês depois. As Paso passaram a ser obrigatórias tanto para as eleições legislativas como para as presidenciais.

Até hoje, porém, elas são objeto de muita polêmica, por não terem sido absorvidas pela lógica política local. São poucos os casos em que os partidos se arriscam a apresentar mais de um pré-candidato para a aprovação popular. Em geral, quando um deles pressente que não terá o apoio interno de seu partido nem de seus seguidores, acaba deixando-o e concorrendo por outra sigla.

Assim, as Paso ficaram conhecidas mais como uma espécie de termômetro do sentimento do eleitorado. Curiosamente, em todos os anos eleitorais, desde então, sempre que chega o momento dessa eleição primária, arma-se um debate geral na sociedade — e, principalmente, entre os políticos — sobre a inutilidade e o gasto imenso que significa levar adiante uma Paso, que acabou virando uma votação que não decide nada.

Como as pesquisas dos institutos particulares se equivocaram nas duas últimas eleições, as Paso acabaram servindo, de fato, apenas para se ter uma melhor radiografia de como pensa o eleitorado. Ao fim e ao cabo, virou uma grande, e bastante cara, pesquisa eleitoral.

No caso da eleição de 2019, as Paso foram definidoras. Elas praticamente nocautearam a eleição real e, de quebra, levaram ao chão do ringue o então presidente, Mauricio Macri.

Isso porque, até então, as pesquisas vinham dando certo favoritismo de Alberto Fernández sobre Macri, mas de poucos pontos, três ou quatro. Algo que, para o entorno macrista, parecia fácil de reverter por meio de uma lógica simples: "A rejeição ao peronismo é alta, portanto, num segundo turno, eu fico com todos os votos dos partidos moderados ou nanicos de centro e de direita."

Porém, não foi o que aconteceu. Logo no começo da tarde daquele domingo, 11 de agosto, as primeiras pesquisas de boca de urna de bastidores dos partidos iam sendo vazadas. Elas mostravam uma brecha muito maior do que os tais poucos pontos de diferença.

No bunker (assim são chamados os comitês de campanha na Argentina) de Mauricio Macri, que sempre era instalado no sofisticado shopping Costa Salguero, havia poucos militantes. As luzes se acenderam, os globos amarelos (cor do PRO) foram inflados, mas os garçons que serviam os apoiadores e os jornalistas estavam cabisbaixos, andando meio perdidos no salão vazio.

Um ou outro político da coalizão governista subia de vez em quando no palco, tentando animar os presentes com palavras alentadoras, dizendo que era cedo para revelar resultados, e que a votação estava caminhando bem para o lado do governo.

Já no bunker dos kirchneristas, num galpão de festas na avenida Corrientes, o clima era bem diferente. Primeiro, porque os jornalistas, já pressentindo que a notícia seria ali, estavam se concentrando no local, e deixaram poucos representantes no Costa Salguero.

Por volta das dezoito horas, quando as urnas se fecharam, era difícil encontrar um lugar para se sentar e escrever um texto no meio da confusa sala de imprensa que dava para um salão de convidados, com várias figuras do peronismo e da esquerda internacional, inclusive do PT.

Do lado de fora, onde se havia armado um palco para o festejo, a militância começava a chegar. Havia vendedores de rua com grande variedade de itens com temática peronista. Entre estes, lenços com a imagem de Cristina Kirchner, camisetas com os dois candidatos, outras que traziam os rostos de Perón e de Evita, e outras, ainda, com os dizeres: "Vamos voltar" ou "Néstor não morreu".

A militância ia surgindo (a Juventude Peronista, o Movimento Evita e tantas outras) com seus batuques, cores e canções; carros passavam com bandeiras e buzinando; os peronistas faziam o "V" da vitória com os dedos e gritavam: "Tchau, Mauricio!"

Quando o resultado foi anunciado, a surpresa foi grande. Alberto Fernández não apenas tinha derrotado Mauricio Macri, mas o tinha feito com uma diferença de mais de quinze pontos percentuais (47,6% contra 32%). Isso significava que se o mesmo resultado se repetisse na eleição real, marcada para 27 de outubro, Fernández venceria, e de lavada, sem a necessidade de segundo turno.

Do lado peronista, a festa foi total. Ainda mais gente se dirigiu para a sede de campanha. As ruas ao lado da praça de Los Andes, diante do local de campanha, encheram-se de gente. Os apoiadores andavam abraçados, alguns levavam os filhos pequenos. Um taxista parou de trabalhar, encostou o carro numa esquina e colocou no último volume a marcha peronista.

Do lado macrista, o bunker em Costa Salguero foi se esvaziando. Praticamente, ficaram apenas os jornalistas e as câmeras de TV. Macri foi quem subiu ali primeiro, cabisbaixo, admitindo que, naquele dia, sua força política não tinha obtido uma boa votação. Porém, se disse confiante de que seria possível virar o jogo até o primeiro turno.

Macri sentiu o resultado como um inesperado tapa na cara, que o tirou do torpor. No dia seguinte às primárias, convocou uma entrevista coletiva. E, em vez de fazer uma autocrítica ou admitir que havia problemas em sua gestão e em sua campanha, deixou sua irritação aflorar.

O mercado havia acordado nervoso naquele dia, com a possibilidade de o peronismo voltar ao governo. O peso argentino se desvalorizou, o dólar aumentou em mais de 23% e as ações de empresas argentinas na bolsa de Nova York despencaram.

"Isso é apenas uma demonstração do que pode ocorrer", disse Macri, adotando a estratégia do medo e a de culpar os eleitores que, no dia anterior, tinham votado em

Fernández. "Se o kirchnerismo ganhar a eleição, esse problema vai continuar. Isso mostra por que no passado muita gente decidiu não deixar seu dinheiro neste país. Não podemos voltar ao passado porque o mundo vê isso como o fim da Argentina", disse, com seus olhos arregalados — uma marca registrada em seus momentos de exaltação e nervosismo. E continuava: "Da euforia que havia no mundo com relação à Argentina na sexta-feira (antes da votação), o que víamos era gente que queria investir aqui, apostar, trazer emprego, dinheiro. Hoje estamos mais pobres do que antes da eleição."

O círculo kirchnerista já celebrava, e ignorava o valor das cotações do dólar e das empresas argentinas na Bolsa de Valores. Foi nesse momento da campanha, no qual a possibilidade de uma vitória do kirchnerismo se fez real, que as diferenças entre Alberto Fernández e o presidente do Brasil, Jair Bolsonaro, ficaram mais marcadas.

Fernández tinha ido visitar Lula na prisão, em Curitiba, e havia dito que era favorável à sua libertação. Bolsonaro, por sua vez, apoiou abertamente Macri, afirmando que um retorno do kirchnerismo colocaria a Argentina no caminho da Venezuela. Fernández retrucava, dizendo que celebrava o fato de que "um misógino e um violento" como Bolsonaro falasse mal dele.

Depois da reação explosiva do dia seguinte ao das primárias, Macri decidiu fazer algo para iniciar uma revanche que, até mesmo para muitos do governo, parecia impossível. Organizou então uma série de eventos em mais de trinta cidades do país, que ficaram conhecidos como os atos do "Sí, se puede" [Sim, é possível]. Neles, pedia que as pessoas comparecessem para votar a fim de diminuir o número de abstenções, e que elas se convencessem de que seria melhor dar-lhe uma nova chance à frente da Argentina do que devolver o poder aos peronistas.

Enquanto isso, os peronistas celebravam. E já começava a haver rumores de bastidores a respeito da escolha do futuro ministério, ao mesmo tempo em que a economia voltava a passar por um mau momento. O peso se desvalorizava e era necessário queimar reservas para que o valor do dólar não saísse do controle.

Se, antes da eleição, tanta incerteza e tanto desânimo tinham passado a sensação de que, até ali, o ano eleitoral havia transcorrido a conta-gotas, agora tinha-se a impressão contrária: a de que se estava na reta final de uma maratona em que o desespero e o cansaço se faziam mais evidentes — e a afobação de quem ia adiante era a de quem queria romper logo a faixa de chegada.

Na noite do dia 27 de outubro, a fórmula Alberto Fernández e Cristina Kirchner confirmou seu favoritismo, impondo-se já no primeiro turno. A diferença com relação a Macri, porém, diminuiu, mostrando que o esforço da caravana "Sí, se puede" tinha surtido um efeito positivo, embora não o suficiente. Fernández venceu por 48,2% contra 40,2% de Macri.

Novamente, do lado de fora do comitê peronista, na avenida Corrientes, a festa era imensa. Famílias, grupos de ativistas, jovens feministas com seus lenços verdes pró-aborto, carros buzinando, iam todos se aproximando.

De seu bunker, Macri reagiu, desta vez, mais sereno, felicitando Alberto e marcando a linha com a qual queria deixar o governo. Como admirador de Fernando Henrique Cardoso (algo que sempre admitiu publicamente), Macri quis sair de cena como um democrata, e aceitou coisas que não são comuns na Argentina.

Recebeu Fernández para uma reunião em seu gabinete, e esteve presente no dia da passagem do comando, em 10 de dezembro, mesmo enfrentando a cara feia de Cristina Kirchner ao cumprimentá-lo e o canto da marcha peronista pelos congressistas antimacristas.

Assim, ficou conhecido por atingir o status de não peronista que consegue terminar o mandato. Aquilo era pouco perto de suas ambições, mas o suficiente para manter força política considerável, ainda que diminuída, no Congresso.

O dia da posse de Fernández, num caloroso 10 de dezembro de 2019, foi esperado com ansiedade. A atenção do público centrava-se no modo como Cristina Kirchner iria se comportar, se deixaria que Fernández ocupasse a posição de protagonista da festa, se soltaria algum comentário espirituoso ou maldoso em relação à oposição, ou algo assim. Porém, fora a já mencionada careta que fez para Macri ao cumprimentá-lo, a ex-mandatária, agora nova vice-presidente do país, não ocupou lugar central na cerimônia.

Esta teve o selo do Alberto Fernández moderado. Foi uma festa cheia de simbolismos. Esteve presente, por exemplo, um representante do regime de Nicolás Maduro, o qual Fernández se recusa a chamar de ditadura. E Jorge Rodríguez, então ministro da Comunicação que, ao chegar, irritou a comitiva norte-americana que estava na festa. Afinal, trata-se de um dos nomes de altos funcionários do governo venezuelano que estão sendo buscados e sancionados pelos EUA.

Do lado da esquerda, estavam presentes, ainda, o líder do regime cubano, Miguel Díaz-Canel, e os ex-mandatários

José Mujica (Uruguai), Rafael Correa (Equador) e Fernando Lugo (Paraguai). Entre os presidentes da região, Mario Abdo Benítez (Paraguai), de centro-direita, e o centro-esquerdista Tabaré Vázquez (Uruguai).

Como este estava no final de seu mandato, Fernández estendeu o convite ao presidente eleito do Uruguai, que é de centro-direita, Luis Lacalle Pou, proporcionando a todos uma lição de institucionalidade democrática. Foi comovedor ver Tabaré Vázquez, que vinha tratando-se de um câncer no pulmão, e estava visivelmente abatido, caminhando amparado por seu rival nas eleições, agora eleito presidente, Lacalle Pou. Ambos foram abraçados de modo efusivo por Fernández.

O governo do Brasil se comportou de modo errático e lamentável no evento. Primeiro, houve muita incerteza sobre quem Bolsonaro mandaria para a posse, afirmando, desde já, que sequer cumprimentaria o presidente eleito.

Levantaram-se os nomes de alguns ministros para, poucos dias antes, ser decidido que não iria ninguém do primeiro escalão do governo para a posse. E que o país seria representado pelo então embaixador brasileiro em Buenos Aires, Sérgio Danese.

No último momento, porém, Bolsonaro mudou de ideia e mandou seu vice, o general Hamilton Mourão, que teve papel discreto e protocolar na cerimônia, nem de perto assumindo o protagonismo que um chefe de Estado do Brasil costuma ter nas posses presidenciais na Argentina e vice-versa.

Enquanto para o mundo Alberto Fernández surgia como uma novidade, na Argentina, sua imagem era a de um velho conhecido que retornava, um parente que tinha se afastado e que voltava, anos mais tarde, apenas com uma roupa nova.

Agora, Fernández tinha se transformado num peronista liberal de esquerda, em suas próprias palavras. Recusava-se a considerar a Venezuela uma ditadura; defendia o que considerava uma perseguição a Evo Morales na Bolívia, após a pressão para que este renunciasse; e continuava repetindo o mantra: "Lula Livre."

Fernández é formado em direito e, por muitos anos, foi professor desta matéria na Universidade de Buenos Aires, a principal do país. Havia entrado na política nos anos 1980, com a redemocratização após o regime militar. Aproximou-se do peronismo nos anos da gestão de Menem. Na época, atuou como superintendente de seguros da Argentina, e foi nesse cargo que estabeleceu laços com os principais meios de comunicação.

Esse foi um dos pontos que os peronistas moderados levaram em conta para votar nele. Enquanto Cristina era demasiado beligerante com o jornalismo, Fernández tinha, até ali, um perfil mais aberto ao diálogo.

O salto que Fernández deu do menemismo para o kirchnerismo veio pelas mãos de Néstor. Foi no cargo de chefe de gabinete que havia tido, até então, seu melhor desempenho num cargo público. Fernández comandou o Gabinete de Ministros numa época terrível para a Argentina, quando as sequelas sociais, políticas e econômicas da crise de 2001 ainda se faziam sentir.

Ao ser eleito, Fernández tranquilizou os mercados ao demonstrar que, apesar das dívidas grandes que o país tinha naquele momento, não estava nos planos da Argentina dar um novo calote, como se fez na época. Também deu mostras de querer abraçar o livre mercado e, a princípio, não aumentar a tributação de ruralistas, como havia feito Cristina em 2008 — ocasião em que colocou boa parte do mundo do agronegócio contra ela.

Na política exterior, Fernández deixou claro que sua atuação seria completamente diferente da de Macri. Antes de mais nada, porque se preocuparia menos com a imagem da Argentina no exterior e mais com as questões internas: crise econômica, pobreza, reforma judicial. Suas poucas viagens antes de assumir haviam sido para a Espanha e para o México, mostrando o tipo de líderes com os quais tinha afinidade — respectivamente, o centro-esquerdista Pedro Sánchez e o populista Andrés Manuel López Obrador.

Antenado com o novo sentimento social argentino, Fernández foi também o candidato que abraçou a causa das feministas e do aborto legal e gratuito.

Durante a campanha eleitoral, e logo que assumiu o poder, afirmou que levaria adiante, novamente, o projeto de lei para a legalização da interrupção da gravidez.

De imediato, o principal desafio de Fernández estava na economia. O país tinha uma inflação acumulada de 55% ao ano e, por conta de um impedimento para comprar dólares estabelecido ainda no final do governo de Macri (colocando o limite de duzentos dólares para a compra por mês), novamente havia uma grande diferença entre os valores do dólar oficial e do paralelo.

A economia vinha se desacelerando, e a pobreza, aumentando. A cifra, no momento em que tomou o bastão presidencial, era de 35,4%. Ou seja, voltava a surgir um fantasma que ele já conhecia de seu tempo de governo ao lado de Néstor Kirchner.

Havia, ainda, a questão da dívida. O país tinha compromissos a pagar que superavam 90% do seu PIB. Para lidar com ela, Fernández colocou à frente da pasta da economia um ministro jovem, acadêmico, muito calmo e muito técnico, que destoava dos perfis mais vaidosos e que chamavam muita atenção — o que caracterizava os ministros da economia no passado, como Alfonso Prat-Gay ou Domingo Cavallo.

Martín Guzmán não era nada disso. Nascido um ano antes do fim da ditadura militar, havia estudado nos EUA e era um afilhado intelectual de Joseph Stiglitz. Sua ideia para a solução da dívida argentina era, a princípio, renegociar todos os prazos e condições de pagamento, buscando um tempo mínimo de perdão devido à emergência da recessão. E, a partir daí, pagar menos do que o acordado inicialmente.

A isso, Guzmán se dedicou dia e noite nos meses que se seguiram. Ganhou a confiança da nova diretora do FMI, Kristalina Georgieva, e fez com que até mesmo o papa Francisco falasse em nome da Argentina, pedindo apoio para seu país natal.

Em agosto, o ministro conseguiu uma primeira vitória: renegociar a dívida sob lei estrangeira, no valor de US$ 68 bilhões. Ganhou um ano de perdão e pagaria, a partir de então, US$ 0,54 por dólar. A maioria dos grupos de credores aceitou a oferta. Isso significou, para os cofres públicos, uma economia de US$ 37,7 bilhões.

Ainda em agosto de 2020, a Argentina iniciou as tratativas para renegociar a dívida que havia adquirido com o FMI, em 2018, no valor de US$ 44 bilhões, e cujo início do pagamento já deveria ocorrer em 2021.

Tal como durante a campanha eleitoral, nesse começo de gestão, Cristina Kirchner manteve um perfil discreto. Em parte, foi uma atitude estratégica, a fim de não assustar os moderados que haviam votado em Fernández e de não assustar o mercado com medidas que o mundo conhecia como sendo típicas dela: a criação de barreiras protecionistas, o fechamento do país para importações, a defesa de seus pares na região, os chamados "bolivarianos" etc.

De todo modo, Cristina não escondeu, desde o início, que havia áreas do governo em que seu assentimento seria necessário. A formação do Gabinete de Ministros, por exemplo, deu-se sob sua direção. No mais, não há outra explicação para o fato de, por exemplo, vários dos ministros escolhidos terem atuado nas gestões kirchneristas anteriores: Agustín Rossi (Defesa), Ginés González García (Saúde) e Matías Kulfas (Desenvolvimento Produtivo).

Cristina foi quem convenceu Fernández, também, a priorizar uma reforma do sistema judiciário argentino. Não se trata de uma novidade no país. Ao contrário, é algo que possui lastro histórico a tendência de cada presidente que chega ao poder apresentar um modo diferente de a Justiça funcionar. Talvez essa seja uma das explicações para a fragilidade institucional do país.

Há países, como o Brasil e a Colômbia, que possuem problemas nessa relação entre o Judiciário e o Executivo, mas que, bem ou mal, alcançaram mais independência entre os poderes. O mesmo não se pode dizer da Argentina.

Seja colocando juízes na Suprema Corte sem passar pelo Congresso, como tentou fazer Macri; seja diminuindo ou aumentando o número de magistrados, como fizeram

Menem e Néstor; seja, ainda, propondo reformas mais amplas, como na gestão de Cristina Kirchner e na de todos os presidentes da Argentina do período imediatamente posterior ao da redemocratização (1983) — que tentaram moldar a Justiça à sua maneira, sempre com as mesmas justificativas: torná-la mais ágil, mais eficiente, mais independente.

Não por acaso, um grande número desses presidentes acabou, de um modo ou de outro, tendo de responder a processos depois de deixar o cargo. Ou seja, mexer na Justiça, para cada presidente argentino que chega ao poder, acaba virando um investimento em seu futuro pessoal.

De la Rúa foi investigado por subornos no Senado. Menem foi processado e condenado por casos de corrupção. Macri está sendo investigado por espionagem ilegal e, Cristina, por corrupção.

De todos esses, apenas Menem foi preso — por poucos meses — e logo liberado. A Justiça na Argentina é falha, lenta e corrupta. E isso no que diz respeito a crimes comuns, políticos, locais ou federais. Não é por menos que se trate de um país em que casos escandalosos, e mesmo crimes graves, terminem sem uma explicação ou uma condenação.

Entre eles, o atentado contra a entidade judaica AMIA (1994), a morte do promotor Alberto Nisman (2015) e, olhando mais para trás, a violação do túmulo e o roubo das mãos do cadáver de Juan Domingo Perón (1987) — para ficarmos apenas com alguns exemplos emblemáticos.

Quando começou o governo Alberto Fernández, Cristina Kirchner estava respondendo a sete processos, sendo que em dois deles já havia sido feito o pedido de prisão preventiva. Algo que não aconteceu pelo fato de ela ter sido, até então, senadora e, depois disso, vice-presidente, cargos que lhe dão uma imunidade que só pode ser retirada pelo Congresso, por voto majoritário.

Ela já havia declarado que considerava que muitos desses processos resultavam de perseguição política, o chamado *lawfare*; e que, portanto, suas premissas tinham de ser revistas.

Uma vez no poder, não se surpreenderam os argentinos ao saber que o novo governo também preparava uma reforma judicial. Esta foi apresentada e aprovada no Senado em agosto de 2020, com grande insatisfação popular e da oposição. As pessoas foram às ruas, e o antiperonismo, contido até então, voltou a fazer parte dos gritos de guerra e das razões pelas quais a classe média, principalmente, saía às janelas e às ruas para bater panelas — os chamados *cacerolazos* [panelaços].

Em favor da reforma, víamos Fernández apontar justificativas que também faziam sentido. Entre elas, a tradicional lentidão da Justiça argentina. Sua proposta, ao criar mais instâncias, poderia, se funcionasse direito, agilizar a chegada dos casos a uma conclusão mais rápida. Os antiperonistas, porém, nem se davam ao trabalho de ler o texto da reforma: tinham certeza de que seu único fim era livrar Cristina dos processos que estavam em andamento contra ela.

Seja como for, a influência de Cristina Kirchner logo se fez sentir, também, no Congresso. Na Câmara dos Deputados, Sergio Massa foi colocado na chefia da casa. Ele havia sido chefe de gabinete de Cristina (2008-2009), mas se afastara de tal modo do kirchnerismo que chegou ao ponto de ir contra essa força política em 2015. Depois, na disputa para presidente, não formalizou, mas sugeriu um apoio a Macri no segundo turno.

A seguir, tentou correr pelo caminho do meio, como um peronista "moderado". Às vésperas da eleição de 2019, acabou fazendo as pazes com seu próprio passado, aliou-se a Cristina e virou líder da Câmara dos Deputados.

No Senado, não era necessário fazer nenhum esforço. Primeiro, porque o peronismo elegeu, com folga, a maioria nessa casa. Segundo porque, pela lei argentina, quem comanda as sessões do Senado é o vice-presidente. Nesse caso, ninguém menos que Cristina Kirchner.

No dia 27 de agosto de 2020, quando o Senado se reuniu para decidir se a reforma da Justiça imaginada por Cristina Kirchner passaria por essa casa, numa sessão comandada pela própria, pode-se imaginar o que ocorreu. Protestos furiosos do lado de fora, bate-boca do lado de dentro entre os parlamentares da oposição e do governo. Cristina Kirchner voltava a ser a grande protagonista do poder. E isso numa semana em que as coisas para Alberto Fernández haviam começado a ir mal.

Mas, para falar disso, precisamos introduzir um personagem que havia desembarcado no país no dia 3 de março de 2020. No corpo de um homem de 43 anos que havia chegado de Milão, na Itália, chegava também, na Argentina, o primeiro caso de coronavírus.

A PANDEMIA ATERRISSOU NA Argentina num mau momento. O país não crescia havia mais de três anos, estava endividado, com alta na inflação e com índices de pobreza aumentando. O sistema de saúde tampouco dava mostras de que suportaria uma demanda tão alta.

A única coisa que o presidente Alberto Fernández tinha como trunfo para jogar neste momento era o capital político que havia ganhado ao vencer Mauricio Macri nas urnas. E ele foi inteligente ao usá-lo imediatamente.

A Argentina foi um dos primeiros países da região a adotar, com bastante rigidez, a quarentena para combater a pandemia. Em um pronunciamento contundente, Fernández decretou que, a partir de 20 de março, teria início o isolamento social obrigatório em âmbito nacional. Atividades comerciais tidas como não essenciais teriam de fechar, assim como a indústria e os setores gastronômicos e turísticos. Só poderiam sair às ruas os chamados trabalhadores essenciais, a saber: profissionais do sistema de saúde, da área de alimentação e da distribuição de combustível, políticos, diplomatas e jornalistas.

As imagens dos hospitais saturados na Espanha e na Itália, que eram as mais vistas naquele momento, de fato assustaram a maioria da população. A sociedade argentina tem forte conexão com esses dois países, devido à ascendência e aos laços familiares.

Ver esses gigantes europeus curvados ante o vírus, com hospitais lotados e com gente morrendo na espera de ventiladores respiratórios, fez com que, num primeiro momento, a quarentena fosse vista como um mal necessário. De início, houve um apoio quase que incondicional à medida presidencial. Assim como, poucos dias depois, ao fechamento total das fronteiras terrestre e aérea.

No começo, as primeiras contaminações vieram, de fato, por avião; e, enquanto não começou a circulação comunitária, o vírus atingiu, em maior quantidade, às pessoas que tinham regressado do exterior ou que haviam tido contato com quem havia voltado de viagem. Ou seja, argentinos ricos, integrantes da elite de grandes cidades como Buenos Aires, Córdoba, Mendoza — situação que se repetia no Brasil.

O início da quarentena, que ia sendo estendida a cada par de semanas, mostrou uma cena pouco comum na Argentina: a oposição e a situação articulando juntas as políticas sanitárias. Os anúncios de cada fase da quarentena contavam com três líderes, principalmente. Eram eles: o presidente do país, Alberto Fernández, o governador da província de Buenos Aires, Axel Kicillof — ambos peronistas —, e o chefe de governo da cidade de Buenos Aires, Horacio Rodríguez Larreta, do partido de Mauricio Macri, o opositor PRO (Proposta Republicana).

Embora assessorados por um conselho de médicos e infectologistas, e atuando em conjunto com outros governadores, foram os três que se expuseram às câmeras e à sociedade para falar do avanço do vírus e das medidas tomadas.

Essa formação de aliança entre opositores diante de uma emergência pode parecer óbvia e coerente, em um momento de crise, na maioria dos países ocidentais, mas não compunha uma imagem banal para a sociedade argentina, tão acostumada à conhecida *grieta*.

Kicillof havia sido ministro da Economia de Cristina Kirchner (2013-2015), e é considerado um de seus principais herdeiros e protegidos políticos. Representa a ala mais radical do kirchnerismo: autoritária, populista e combativa. Já Rodríguez Larreta compõe a oposição antiperonista. Embora fosse o chefe de governo da capital federal, Buenos Aires, respondia aos interesses dos derrotados na eleição nacional. No meio, Fernández, até ali conhecido como o presidente moderado, afeito ao diálogo, conciliador.

A imagem, de início, apenas irritou os polos da *grieta*: de um lado, Mauricio Macri, do outro, Cristina Kirchner.

Macri pedia a Larreta que defendesse de modo mais enfático a flexibilização da quarentena, ou a tal "quarentena vertical" ou "inteligente" proposta em países como o Chile — que não surtiu efeito, mas que permitiu que a economia continuasse funcionando. Larreta passou a ser chamado, por uma ala do PRO, de traidor e de vendido. Com pretensões de ser candidato a presidente em 2023, Larreta engolia as críticas e preferia posar, também ele, de conciliador. Estar na mesa de decisões sanitárias para o país, que começou lidando muito bem com a pandemia, era um bom cartaz para ele em termos de imagem política.

Já Cristina pedia a participação, ainda que virtual, de mais gente, de mais governadores peronistas, para diluir essa ideia de conciliação com o PRO, com a qual não pactuava. Por pedido seu, apareceram telas por trás da mesa do trio, e as imagens de governadores peronistas olhavam para a câmera de modo fixo.

No centro das atenções, Fernández dava sua cartada política: chamava a ambos pelo primeiro nome — "Axel" e "Horacio" —, insistia em mostrar que os três estavam trabalhando juntos e de modo coordenado, e que o inimigo não era quem estava sentado em nenhum de seus dois lados, mas sim o vírus.

Num primeiro momento, em especial quando os números da pandemia estiveram mostrando a Argentina como um país que lidava bem com a crise sanitária (com baixa taxa de letalidade e com diversas províncias quase sem casos de infecção), essa imagem favoreceu muito a Alberto, levando-o a uma popularidade alta, que chegou ao pico de 60% em abril.

Junto às medidas de quarentena, colaboraram para essa cifra outras ações altamente populares, como o estabelecimento de uma política de preços máximos de alimentos e de congelamento das tarifas de gás, eletricidade e transporte pelo menos até o final do ano.

Na paralela, Martín Guzmán, com seu jeito sereno e acadêmico, garantia que não haveria ajustes e negociava pacientemente os acordos das distintas dívidas do país. Além disso, o governo decretou que estavam proibidas as demissões no período de quarentena, assim como o desalojamento de inquilinos que não tivessem como pagar seus aluguéis.

Nestes primeiros anúncios, era o próprio presidente que explicava sobre os riscos de contágio e sobre as medidas básicas de prevenção, como o distanciamento social e o uso de máscaras, que logo passaram a ser obrigatórias em espaços públicos.

Comparado ao presidente Bolsonaro, Fernández, nesse início de pandemia, era visto como um governante exemplar, que não só reconhecia o perigo do coronavírus como falava abertamente em privilegiar a saúde em detrimento da economia.

Sua imagem internacional, assim, era mais do que positiva. Neste período, foi realizado, também, o afastamento estratégico de Cristina Kirchner dos holofotes, dando a impressão de que Fernández estava liderando sozinho o país e de que um peronista poderia ser responsável, conciliador e nada radical.

Fernández insistia na ideia de que aquele era um momento em que o Estado deveria estar presente e "cuidar de seus cidadãos". Ameaçava empresários que quisessem aumentar preços ou sugerir cortes de salários e de pessoal: "a Argentina dos espertos acabou."

O contraponto com Bolsonaro o ajudou nesta fase. Enquanto o presidente brasileiro chamava a pandemia de "gripezinha", Fernández colocou o Exército para distribuir comida em bairros pobres, e multou e confiscou carros de pessoas abastadas que tentavam cruzar ilegalmente as fronteiras internas, que estavam fechadas.

Um ponto de tensão se deu em maio, quando Bolsonaro foi questionado por um jornalista, em Brasília, sobre por que a Argentina tinha menos mortos pela Covid-19 que o Brasil. Bolsonaro deu uma resposta infeliz: "É só você fazer a conta por milhão de habitantes." A imprensa o fez, e Bolsonaro saía perdendo. Naquele momento, enquanto a Argentina tinha 7,9 mortos por milhão de habitantes, o Brasil já registrava 70,7.

O episódio foi um dos vários que começaram a causar danos à relação bilateral. Se até então não havia ocorrido diálogo entre os dois mandatários, por conta das farpas trocadas durante a campanha eleitoral, agora é que não ocorreria mesmo. Os infectologistas que acompanhavam o presidente Fernández, por sua vez, alertaram para o caso, principalmente ao ver as taxas de letalidade do vírus no Brasil.

Um deles, Javier Farina, afirmou em setembro (ou seja, meses depois de declarada a quarentena) que essa falta de coordenação entre países da América do Sul, em particular entre suas principais economias, Brasil e Argentina, vinha prejudicando muito a região, principalmente pelo fechamento das fronteiras e pela falta de uma política comum de protocolos — para que, por exemplo, o comércio continuasse funcionando normalmente. "Na Europa houve um momento de isolamento dos países, mas logo os governos perceberam que apenas com estratégias conjuntas podiam combater o vírus. O Sudeste Asiático agiu bem também. A América do Sul falhou muito nisso", afirmou Farina, que pertence ao conselho assessor de infectologistas que ajudaram a formular as políticas sanitárias do país.

À medida que a pandemia se tornava mais séria, e os prolongamentos da quarentena se faziam mais necessários, a relação a princípio harmônica desses três líderes — Fernández, Kicillof e Larreta — começou a sofrer atritos.

Por um lado, a oposição a Fernández começava a pressionar pela reabertura da economia. A Argentina, país que possui uma taxa de informalidade em torno de 34% do mercado de trabalho, mostrava que grande parte da população vivia um dia após o outro, ou então não estava registrada e, portanto, deixava de receber se não trabalhava.

Por outro lado, grandes empresários e comerciantes reclamavam que, com tudo parado e com as pessoas com menos poder aquisitivo, seus negócios começavam a sofrer o impacto da crise. Muitos deles começaram a quebrar. E eis que o dilema entre saúde e economia se tornou mais um ingrediente forte da *grieta*.

Os modos de lidar com alguns conflitos que surgiram na quarentena também causaram atritos indesejados. Os governos regionais, por conta da grande disparidade de casos entre uma província e outra, adotavam protocolos diferentes para a entrada e a saída de seus territórios, causando o inconveniente de se ter de obter diversas permissões para ir de um lugar a outro. Por conta das restrições entre as províncias, familiares ficaram impedidos de visitar parentes doentes, e até de se despedir deles quando estavam morrendo.

Um dos casos mais graves, porém, foi o da favela conhecida como Villa Azul, onde as visões opostas sobre como lidar com o problema se enfrentaram. Isso se deu em maio, quando se detectou um surto de casos nessa localidade, que fica na província de Buenos Aires — portanto governada pelo peronista Kicillof. Apesar da eficiência na realização de testes em toda a população da favela, localizada na fronteira dos distritos de Quilmes e Avellaneda, o debate gerado na sociedade foi grande. Isso porque o governo local adotou uma medida drástica: cercou a favela, não deixou que seus moradores saíssem (a maioria deles trabalhadores informais), e levou à força gente para o isolamento.

Por um lado, criticava-se o peronismo de ser autoritário, e por essa ação ter colocado em evidência um outro personagem polêmico dessa força política, o ex-militar Sergio Berni, ministro de Segurança da província e adepto ao uso da mão de ferro em sua pasta, apesar de pertencer a um governo considerado de centro-esquerda. A oposição chegou a comparar a ação à criação de um gueto, como o Gueto de Varsóvia, na Segunda Guerra.

Por outro lado, o governo tentava propagandear uma estratégia mais agressiva de testes entre a população mais humilde, estrato da sociedade que começava a ser atingido em cheio. Esses testes, porém, nunca foram realizados, e a Argentina ficou entre os países que menos testavam na região, passados seis meses de pandemia.

A tragédia que foi Villa Azul mostrou que ações que pareciam eficientes por sua rapidez e rigidez estavam sendo tomadas tarde demais, e o vírus já estava disseminado na região mais densa e problemática do ponto de vista social.

A província de Buenos Aires, com seus 16 milhões de habitantes, sendo 40% deles pessoas que estão abaixo da linha de pobreza, passou a ser o principal reduto de contágio do país — 97% até agosto, quando o problema nas províncias começou também a crescer, dividindo a proporção do número de casos com a região metropolitana de Buenos Aires.

Cercar favelas, pela falta de eficácia, pela quantidade de críticas e pela proporção que as coisas tomavam logo virou uma tarefa impossível.

Foi nesse momento em que Kicillof e Larreta passaram a travar uma verdadeira queda de braço. Larreta, movido pelos interesses de seu grupo político e dos empresários da capital do país, queria começar a flexibilizar imediatamente as medidas de isolamento social em prol da economia. Kicillof, que governava uma área mais complicada, em que o sistema hospitalar poderia colapsar se as pessoas não fizessem quarentena, não queria a reabertura econômica.

O que tornou as coisas ainda mais difíceis foi o fato de que o trânsito entre província e cidade, em tempos pré-pandêmicos, era essencial para a dinâmica da economia argentina, já que muitos dos trabalhadores das áreas de serviços, construção e comércio da cidade vivem na província.

Os enfrentamentos se seguiram por semanas, com Fernández fazendo cada vez mais malabarismos para manter intacta a imagem dos três dirigentes coordenando as políticas juntos. Mas já era quase impossível esconder o incômodo entre Kicillof e Larreta. Seus ministros da Saúde já trocavam declarações culpando um ao outro pelo crescimento exponencial da curva no conglomerado chamado de Amba (Área Metropolitana de Buenos Aires), que inclui a província e a cidade.

Além disso, Fernández tinha que dar atenção a outra parte do país: as províncias, que vinham com uma letalidade baixa e, depois de começarem a flexibilizar suas quarentenas, passaram a viver surtos de casos. As mais pobres, como Chaco e Jujuy, foram as que primeiro enfrentaram o drama da saturação e do colapso do sistema de saúde.

Enquanto o vírus se espalhava pela província — de modo mais rápido — e na capital, de maneira mais lenta, outro fator entrou em cena: o cansaço com a quarentena.

Embora desde o primeiro dia sempre tenha havido um grupo de pessoas que desobedecia às regras, logo a revolta com o confinamento se tornou algo muito mais generalizado, e se politizou.

Começaram os protestos de rua, que misturavam diversas reclamações. Estavam ali os antiquarentena, os negacionistas, os antiperonistas e os que pediam mais ajuda do governo para não cair na pobreza absoluta. As cifras das projeções econômicas começavam de fato a assustar. O FMI previu que o PIB cairia 10% em 2020, o desemprego, em agosto, já alcançava 280 mil pessoas, embora legalmente fossem proibidas as demissões (as pessoas iam ficando desempregadas devido ao fechamento dos negócios), e a projeção de aumento da pobreza rondava os 50%.

Ou seja, a estratégia de êxito político e, de certa forma, sanitário do início da pandemia já estava esgotada. Fernández perdia capital político, e já não tinha como pedir que as regras da quarentena continuassem a ser cumpridas — ainda mais com o início do verão europeu e com a reabertura econômica ocorrendo em outras partes do mundo.

Porém, nos lugares que eram referência para os argentinos, como a Itália, a Espanha e mesmo o Reino Unido e os EUA, a diferença é que as reaberturas iam se dando quando os números de contaminação chegavam a um platô ou começavam a baixar — ainda que novas curvas surgissem.

Na Argentina, a flexibilização começou quando a curva estava em ascensão. Em agosto, quando a Argentina se tornou um dos dez países mais afetados, foi justamente quando bares, restaurantes, cabeleireiros, lojas de roupas e de calçados começaram a reabrir.

O país parecia viver o pior dos dois mundos. De um lado, a economia dava sinais de que uma crise ainda pior do que a traumática crise de 2001 poderia se repetir. De outro lado, a pandemia vinha fazendo um estrago considerável, e o único trunfo que Alberto Fernández tinha desde o início se esfumava no ar desses tempos conturbados. Em setembro de 2020, sua aprovação popular era de 46,2%, uma queda grande se tomarmos os mais de 65% de quando assumiu.

Foi então que o personagem de Cristina Kirchner voltou ao primeiro plano, incendiando ainda mais os ânimos. A reforma judicial causava enorme rejeição entre os antiperonistas. Ao mesmo tempo, Cristina protagonizava os atos políticos, provocava a oposição a partir de sua cadeira na presidência do Senado. Fernández ia parecendo mais enfraquecido, isso se notava na reação popular. A militância peronista, feliz com o retorno de Cristina, começava a atacar Fernández por sua debilidade frente à crise econômica. Já a oposição começou a ir às ruas com mais frequência, de uma a duas vezes por semana, para rejeitar a quarentena e as medidas do governo. E, principalmente, o retorno da figura divisionista de Cristina.

Em outubro, a Argentina enfrentava um prognóstico ruim. A pandemia, contida no início, parecia sair do controle. E embora a quarentena tenha evitado um número maior de mortes, o tempo não foi suficiente para equipar de modo consistente o sistema de saúde. Os óbitos ultrapassaram a marca dos 15 mil.

Por outro lado, o declínio econômico era alarmante: o PIB chegou a cair quase 20% no segundo trimestre, 280 mil pessoas perderam seus postos de trabalho e várias empresas internacionais começaram a deixar o país.

O desafio vinha em muitas frentes, e a sociedade estava cada vez mais dividida. Os políticos, por seu turno, ao perceberem que a ideia de mostrar conciliação não tinha dado resultado, começavam a querer salvar a própria imagem, e faziam sua preparação para a eleição de meio de mandato, marcada para 2021. O país parecia uma bomba-relógio.

O fim do ano e o início de 2021 mostravam que a batalha contra o vírus estava longe de terminar. As flexibilizações de setembro/outubro, mais o período de festas de fim de ano e verão, causaram um novo repique dos casos. O número de contágios e mortos permaneceu num platô, porém alto. Fernández, com a popularidade em queda, não tinha mais capital político para impor novas medidas sanitárias que proibissem a mobilidade. Seu único alento foi que, no ano em que a pandemia começou, a oposição ainda não tinha uma cara e uma proposta única. Com isso, nenhuma nova liderança surgia como opção ao kirchnerismo e suas propostas.

URUGUAI

A excepcionalidade que causa inveja ao continente

Em plena turbulência do ano de 2019, em que houve manifestações e distúrbios sociais e políticos no Chile, na Bolívia, no Equador, no Peru, na Venezuela e na Colômbia, o Uruguai teve uma eleição presidencial tranquila. Nela, o partido de centro-esquerda derrotado, a Frente Ampla, reconheceu o resultado das urnas e parabenizou o vencedor. Em seu discurso de vitória, Luis Lacalle Pou, político de centro-direita do Partido Nacional (ou Partido Blanco), pediu aos eleitores civilidade e o não enfrentamento com os opositores de seu partido.

Em sua posse, no dia primeiro de março de 2020, Lacalle Pou e Tabaré Vázquez, que até então era o presidente, deram uma lição de institucionalidade (levando-se em conta que se trata de dois políticos oponentes) a uma região que hoje se vê tão polarizada. Ambos se trataram com cordialidade e respeito.

Nos últimos dias de vida de Tabaré (como ele é conhecido pelos uruguaios), que morreu em 6 de dezembro de 2020, vítima de complicações de um câncer no pulmão,

Lacalle Pou esteve lhe telefonando quase que diariamente para saber de seu estado de saúde.

Em vários momentos de sua história, o Uruguai se diferenciou dos países vizinhos por encarar a política como algo sério e que enseja um tratamento cordial, digno, diplomático, ainda que as posições políticas de seus líderes pudessem ser antagônicas.

Uma peculiaridade que se viu no ano de 2020, enquanto a pandemia do coronavírus causava milhares de mortes em toda a região, foi a de que ela castigou menos o Uruguai. Assim se deu, pelo menos, até o final de 2020. Isso porque, logo no início da crise sanitária, foi implementada uma série de medidas que fez com que as taxas de contaminação fossem baixíssimas. Tal coisa permitiu que o país continuasse funcionando quase que normalmente durante todo o ano, sem quarentenas e com a interrupção das aulas nas escolas se dando por apenas algumas semanas.

Esses são somente alguns exemplos recentes de aspectos que fazem com que o Uruguai seja, na região, um país excepcional.

Aqui, tentaremos explicar por que isso ocorre neste simpático e agradável país vizinho do Brasil; terra, também, de fantásticos escritores — como Felisberto Hernández (1902-1964) e Mario Benedetti (1920-2009) — e de intensos jogadores de futebol, como Alcides Ghiggia (1926-2015) — que selou a vitória do Uruguai contra o Brasil na Copa do Mundo de 1950, provocando o que hoje conhecemos como "Maracanaço", a terrível derrota da seleção na final do mundial. Não se pode esquecer, ainda, de Luis Suárez, agora no Atlético de Madrid, artilheiro que encanta os jovens fãs de futebol no país e que foi também aquele que mordeu a orelha do zagueiro italiano Giorgio Chiellini na Copa do Mundo de 2014, no Brasil.

Outro personagem que faz do Uruguai um país famoso, hoje, é o ex-presidente e ex-tupamaro José "Pepe" Mujica, cuja gestão, bem como sua história pessoal, projetaram o Uruguai no mundo. Impossível começar a contar essa história, porém, sem explicar quem foi o responsável pela fundação das bases do Uruguai moderno.

Trata-se de José Batlle y Ordóñez (1856-1929), que pertencera a um dos partidos mais tradicionais do Uruguai, o Colorado. Criado em 1836, o partido era ligado aos interesses de grupos populares urbanos e de imigrantes. Ideologicamente, pode ser identificado ao que hoje conhecemos como uma social-democracia liberal. Nos últimos tempos, porém, o Colorado migrou para a centro-direita, mantendo setores progressistas liberais e, outros, conservadores.

Quando Batlle y Ordóñez governou, aprovou leis consideradas de vanguarda para a época, na região. Para o mundo do trabalho, as regulamentações que promoveu foram essenciais: foi proibido o trabalho de menores de 13 anos, foi implementado um dia obrigatório de descanso em cada sete, e foi estabelecida uma jornada de trabalho semanal que não poderia exceder as 48 horas. Além disso, criaram-se indenizações obrigatórias a trabalhadores que se acidentavam no serviço e, para os que eram despedidos, indenização proporcional à quantidade de anos trabalhados.

Foi inovador, também, com relação a aposentadorias, que passaram a ser obrigatórias para pessoas acima de 65 anos e para as que eram forçadas a abandonar o trabalho por questões de invalidez. Batlle y Ordóñez defendeu, ainda, a visão de que o Estado deveria estar mais presente na economia, promovendo estatizações de bancos, da administração de trens e de serviços de saúde. Suas gestões foram nacionalistas.

Preocupado com a qualidade do álcool que a população consumia, propôs que o monopólio da produção de bebidas alcoólicas passasse a ser do Estado. A ideia não prosperou na época. Mas, em 1931, com a criação da petroleira Ancap, o Parlamento uruguaio começou a debater a possibilidade de que a empresa estatal também destilasse álcool para a fabricação de bebidas para consumo pessoal. A proposta foi adiante e, em seguida, aprovada. Em 1932, a Ancap inaugurou a venda de *grappa* e, em 1934, de aguardente — antecedente que inspirou a regulamentação da maconha décadas depois.

Batlle y Ordóñez também enfrentou latifundiários e setores católicos da sociedade. Além disso, estimulou a imigração e ajudou os pequenos proprietários de terras; promulgou normas que protegiam crianças consideradas "ilegítimas", ou seja, que tinham nascido fora dos casamentos; e determinou a separação entre o Estado e a Igreja. Em linhas gerais, ele ficou conhecido como um modernizador e, ao mesmo tempo, como um mandatário que criou um sistema de bem-estar social e fortaleceu a democracia do país.

Batlle, como é conhecido pelos uruguaios (embora tenha havido outros Batlles, isto é, membros da família que foram presidentes ou que ocuparam cargos importantes), governou o país por dois períodos: de 1903 a 1907 e de 1911 a 1915. Nos dias de hoje, há "batllistas" tanto entre "colorados" quanto entre "blancos" (Partido Nacional) e "frente-amplistas" (que representam a esquerda).

Battle é considerado, portanto, um presidente que ajudou a formar a estrutura social e a cultura política do Uruguai, sendo admirado, também, por ter estabelecido a maneira como a população e o Estado se relacionariam no futuro. Pode-se dizer, assim, que o reconhecimento de seu legado, em nossos dias, é suprapartidário.

Um dos fatores que fazem do Uruguai um país diferente é o fato de ele ser o mais laico da América Latina, e isso não se deve apenas às ações de Batlle para promover uma sociedade mais secular. Segundo pesquisa do Pew Research Center, menos de um terço dos uruguaios, 28% da população, dizem que a religião é muito importante em suas vidas. E 37% dizem não ter nenhum tipo de religião. Isso impacta a maneira como muitos veem a moralidade, fazendo com que a maior parte da população, de um modo geral, tenha uma atitude mais liberal quanto a questões ligadas a costumes, comportamento etc.

Essa tendência ao laicismo teve início no período colonial. O território que hoje corresponde ao Uruguai nunca foi considerado pelos conquistadores espanhóis um espaço geográfico importante: nele havia pouca gente e, num primeiro momento, era pouco aproveitado economicamente.

Com isso, o Uruguai passou muito tempo sendo ignorado pela Igreja Católica, que privilegiou, durante o período colonial, outras regiões da América Latina mais prósperas do ponto de vista econômico, como as que hoje correspondem ao Peru ou ao México, por exemplo. A identidade uruguaia acabou se constituindo, assim, como sendo pouco religiosa, fruto do vazio deixado pela ausência da própria Igreja.

Depois que Batlle y Ordóñez separou definitivamente a Igreja e o Estado, essa tendência se tornou ainda mais forte. A partir daí, o governo passou a nacionalizar cemitérios, a proibir igrejas de desempenhar papéis na educação pública ou de distribuírem certificados de casamento. Logo, referências a Deus foram removidas de edifícios públicos e de discursos políticos. Também desapareceram nomes de cidades que eram mais diretamente relacionados a santos. Enquanto toda a América Latina comemora, por exemplo, a Semana Santa, no Uruguai esses dias são conhecidos como a "semana do turismo".

Assim o laicismo uruguaio facilitou a recepção e a aprovação de leis como as do casamento igualitário, do aborto ou da regulamentação da produção e da venda de maconha de modo mais fácil do que em países nos quais o pensamento religioso tem demasiada interferência no comportamento moral dos cidadãos. Nestes, distintas correntes religiosas fazem pressão nos governos para que sejam colocados obstáculos à aprovação dessas legislações.

A MENTE ABERTA PARA novas ideias e a propensão à vanguarda também estão relacionadas ao fato de a principal cidade do país, Montevidéu, ser um porto. Isso sempre fez com que ali chegassem imigrantes e, com eles, novos costumes e tendências de pensamento.

O porto de Montevidéu, além disso, tem o histórico de ter integrado estrangeiros, em momentos de conflito armado, à sua própria defesa, fazendo com que aqueles fossem valorizados e acolhidos pelos locais. Isso aconteceu, por exemplo, no período chamado de Guerra Grande, entre

1843 e 1851. Ali, enfrentaram-se os chamados "blancos" uruguaios — aliados aos "federales" argentinos, liderados pelo autoritário comandante portenho Juan Manuel de Rosas (1793-1877) — e os "colorados" uruguaios, aliados aos "unitários" argentinos.

O episódio demonstrou a força de resistência de Montevidéu, apoiada nas correntes migratórias que deram contorno cultural à cidade portuária. Em sua defesa, atuaram franceses, espanhóis e italianos instalados na cidade. Entre estes últimos, Giuseppe Garibaldi (1807-1882), um dos líderes da unificação da Itália.

Essa visão do estrangeiro como um aliado, essa abertura para que fossem acolhidas distintas culturas e pensamentos também contribuíram para que o Uruguai formasse uma identidade que, além de laica, mostra-se particularmente aberta para absorver o diferente e o novo.

Ao longo da segunda metade do século XIX e de quase todo o século XX, o governo esteve nas mãos de dois poderosos partidos, o Colorado e o Blanco, ambos fundados em 1836.

O Blanco, também chamado de Nacional, é o partido que inicia a presente década à frente do país sob a gestão de Luis Lacalle Pou. Reúne setores da sociedade de centro-direita e de direita, possuindo uma vertente mais progressista e outra mais ligada à Igreja. Nasceu como um partido muito ligado aos interesses do campo, e ainda tem, nesses espaços, um forte reduto eleitoral. Lacalle Pou, eleito no final de 2019, é filho de um ex-presidente do mesmo partido, Luis Alberto Lacalle Herrera (1990-1995), por sua vez neto de um dos fundadores da agremiação. A existência de famílias poderosas que sempre estiveram vinculadas ao poder é algo muito presente no Uruguai, principalmente nesses dois partidos, o Blanco e o Colorado.

O partido Blanco diferenciava-se do Colorado, quanto a seus princípios, por pregar uma ideologia mais liberal e com menos interferência do Estado na economia e na vida dos cidadãos. O Colorado é uma verdadeira mescla de ideologias, embora hoje esteja mais ligado à centro-direita liberal.

Foi formado por republicanos, social-democratas, liberais e progressistas. Entre suas figuras de destaque estão, além de Batlle y Ordóñez (que representa sua vertente mais vanguardista), Julio Sanguinetti, que governou o país em dois períodos (1985-1990 e 1995-2000) — o primeiro deles logo após a ditadura — e Pedro Bordaberry, filho do ex-ditador civil Juan María Bordaberry. Sanguinetti e Bordaberry estão vinculados à ala mais à direita do partido.

A ditadura militar chacoalhou o tabuleiro político do Uruguai, além de ter causado mortes, desaparecimentos e danos à institucionalidade do país. O regime teve início em junho de 1973 e terminou apenas em fevereiro de 1985. Nesse período, desapareceram mais de 170 pessoas, e centenas foram presas e torturadas. Os partidos políticos e os sindicatos foram proibidos, ao mesmo tempo em que houve controle dos meios de comunicação e censura.

As tensões começaram no fim dos anos 1960, devido a uma grave crise econômica e ao surgimento de guerrilhas urbanas de esquerda, estas inspiradas na Revolução Cubana de 1959. A repressão a esses grupos foi violenta. Até que, em 1973, com a anuência de um presidente constitucional, Juan María Bordaberry (1928-2011), as Forças Armadas se colocaram à frente do Estado uruguaio.

Mais tarde, depois da transição democrática, em 1986, foi decretada uma Lei de Anistia, vigente até hoje. Mesmo com essa legislação, porém, tornaram-se possíveis julgamentos (respaldados no conceito de crime continuado) tanto de alguns repressores como de guerrilheiros. Entre os réus, esteve o próprio Bordaberry, condenado e sentenciado por crimes de lesa-humanidade.

Entre as guerrilhas de esquerda que atuaram naquele período, a mais importante foi a dos tupamaros, que virou referência, também, para várias outras guerrilhas na América Latina. Os tupamaros começaram a atuar ainda em tempos democráticos, em meados dos anos 1960, reunindo uma juventude de classe média. Eram homens e mulheres jovens que realizavam ações, atentados e roubos a bancos, protagonizando, ainda, fugas cinematográficas de prisões. Também sofreram enorme repressão.

Entre seus nomes mais famosos estão os do ex-presidente José "Pepe" Mujica, de sua mulher Lucía Topolansky, Eleuterio Fernández Huidobro, Mauricio Rosencof, Raúl Sendic Antonaccio, entre outros. Com a volta da democracia, os tupamaros se transformaram em uma agremiação política, o MPP (Movimento de Participação Popular). Hoje, o MPP faz parte da coalizão de centro-esquerda Frente Ampla.

Esta, que hoje em dia é uma das principais forças políticas do país, foi criada em fevereiro de 1971 como um partido que reunia diversas agrupações progressistas. A Frente Ampla esteve no poder em três mandatos de dois presidentes: José "Pepe" Mujica (2010-2015) e Tabaré Vázquez (2005-2010 e 2015-2020). Possui uma estrutura muito bem definida e hierarquizada, de maneira que as decisões sejam tomadas de baixo para cima. Dentro dessa aliança política, existem social-democratas, democratas cristãos, socialistas e ex-guerrilheiros marxistas.

Em sua gestão, foram aprovadas as leis do casamento entre pessoas do mesmo sexo, do aborto, e da mudança de nome para o caso de pessoas transgênero. Seu governo foi marcado, também, por um período de crescimento econômico sustentado do país. Houve, porém, momentos de insatisfação nas áreas da educação e da segurança; e, principalmente, com relação à política de altos impostos.

É difícil entender o Uruguai de hoje sem que se leve em consideração a contribuição da Frente Ampla. Sua chegada ao poder deu-se num momento de grande desgaste dos partidos tradicionais, o Colorado e o Blanco. Nesse momento, abriu-se uma brecha para que se capitalizasse o descontentamento das pessoas com a crise econômica que atingiu o país a partir de 2002, como um reflexo da crise argentina de 2001. Na época, as economias argentina e uruguaia estavam mais vinculadas do que hoje em dia, e algumas medidas que foram tomadas na Argentina (como a do *corralito* e a da maxidesvalorização do peso argentino) causaram impactos negativos no Uruguai.

Os clientes dos bancos argentinos, por exemplo, ficaram proibidos de retirar seu dinheiro das contas e, quando puderam fazê-lo, a moeda já valia muito menos. Os argentinos que tinham dinheiro em bancos uruguaios (prática muito comum devido à desconfiança argentina em seu sistema bancário), desesperados com a perda súbita do valor de suas divisas, retiraram suas poupanças desses bancos. Isso quebrou, praticamente, o sistema bancário uruguaio.

Além disso, a Argentina era a principal compradora de produtos uruguaios. Com a perda de poder aquisitivo dos vizinhos, a demanda por esses produtos ficou comprometida do outro lado do Rio da Prata. Além do mais, a crise argentina diminuiu sensivelmente o número de turistas deste país que, no verão, tradicionalmente viajam para as praias uruguaias.

O Uruguai, então, conheceu a pobreza e a recessão. Em meio ao desespero econômico e à debilidade da classe política que comandara o país até ali, a Frente Ampla surgiu como uma alternativa. E começou a ganhar popularidade com sua promessa de aplacar o drama da pobreza, da falta de empregos e de criar uma sociedade mais igualitária e mais plural.

A ascensão da Frente Ampla significou, também, uma chance para a geração que havia sonhado transformar o país segundo os moldes de projetos socialistas ou focados na justiça social, que haviam surgido no mundo nas últimas décadas. Tabaré Vázquez acabou sendo o homem que encarnou esse sonho dos integrantes da Frente Ampla, sendo eleito em 2004 e assumindo a Presidência em março de 2005.

Sua posse foi uma festa. Poucas vezes presenciei algo parecido em minhas viagens para observar eventos políticos na América Latina. Estavam em Montevidéu para festejar a vitória de Tabaré: Hugo Chávez (Venezuela), Néstor Kirchner (Argentina), Lula (Brasil) e outros representantes de governos populares de esquerda latino-americanos que, naquele período, começavam a predominar na região.

Houve buzinaços, enquanto as bandeiras tricolores da Frente Ampla (de cor vermelha, azul e branca) eram agitadas nas esquinas, penduradas nas janelas ou usadas nas costas dos apoiadores do novo presidente, que saíam caminhando pelas *ramblas* e pelas ruas do centro de Montevidéu.

Tabaré tinha origem humilde, tendo sido criado no bairro portuário de La Teja, e era torcedor do Progreso, time local no qual seu avô havia jogado e do qual fora presidente entre 1979 e 1989.

Durante uma visita que realizei ao bairro nas vésperas das eleições de 2014, quando Tabaré candidatou-se à Presidência pela segunda vez, os moradores afirmavam que, apesar da fama, ele ainda visitava a região, onde viviam alguns membros de sua família e amigos de infância. Era lá que, a cada eleição, Tabaré votava, mais especificamente no pacato clube Arbolito. Depois de votar, a tradição era que visitasse uma de suas irmãs que vivia por ali, com quem tomava café da manhã.

Tabaré estudou muito para se tornar médico. Ficou obcecado com a ideia de aprender a tratar o câncer, uma vez que a doença havia levado seus pais e uma de suas irmãs. Destacou-se tanto nessa área que ganhou uma bolsa de estudos para se especializar em Paris.

Em seu primeiro mandato, Tabaré tentou manter a rotina em seu consultório de oncologia. Dizia que não queria abandonar seus pacientes, sobretudo porque, a essa altura, sua clínica era a mais famosa do Uruguai nessa especialidade. Ele até conseguiu, nos primeiros meses, manter ambos os trabalhos. Depois, as tarefas presidenciais tomaram todo seu tempo.

A questão do câncer o preocupava tanto que Tabaré passou a vida fazendo forte campanha contra o tabaco. Valeu-se do posto de prestígio e visibilidade que ocupava para, a cada entrevista, a cada fórum internacional do qual participava, falar dos prejuízos à saúde que o costume de fumar cigarros causava. Foi uma de suas principais bandeiras ao longo da vida.

Apesar de tudo isso, e de nunca ter fumado, acabou sendo vítima da mesma doença que havia maltratado profundamente sua própria família. Talvez ele intuísse, até, que um dia ela também o mataria. Tabaré Vázquez morreu de câncer no pulmão em 6 de dezembro de 2020, alguns meses depois de entregar a faixa presidencial a Lacalle Pou.

Os uruguaios têm imenso carinho por ele. Tanto que, em seu primeiro mandato, saiu com uma popularidade de 80%, segundo o instituto Factum. No segundo, o país já não ia tão bem, com a desaceleração da economia internacional e com o aumento da insegurança. Mesmo assim os uruguaios, esse povo tão amoroso e simpático, tendiam a perdoar-lhe. No fim de sua vida, mesmo errando e se mostrando mais frágil, Tabaré era respeitado, e sua despedida foi marcada por um imenso sentimento de gratidão.

No que diz respeito à economia, Tabaré pegou o Uruguai em uma situação debilitada. Foi quando se começaram a realizar investimentos em infraestrutura e a aproveitar a boa onda das commodities para a exportação de alimentos. Por meio de impostos altos, Tabaré também aumentou o gasto público para investir em saúde, educação, pensões e ajudas estatais para quem necessitava, além das aposentadorias.

O país continuou a apostar alto no turismo, tendo como foco não só o tradicional consumidor argentino, mas também o europeu. Praias que estavam fora da rota mais comercial começaram a ser "descobertas". Nelas, famosos armavam festas, e em toda a costa uruguaia abriam-se restaurantes de chefs renomados. O país também passou a investir em energia renovável, o que significou enorme poupança para o Estado.

A fórmula deu certo, e o país teve um crescimento sustentado do PIB por 15 anos. José "Pepe" Mujica — também da Frente Ampla —, a quem Tabaré passou o bastão em 2010, deu continuidade a esse processo. Mujica colocou ênfase, também, na aprovação de leis de direitos civis, tais como a regulamentação da produção da maconha, com vistas a diminuir o impacto negativo do tráfico ilegal de drogas, a Lei do Aborto, que diminuiu a mortalidade feminina no país, e a Lei do Casamento Igualitário, que nem sequer deveria precisar de justificativas a essa altura do século XXI.

Mujica, um ex-tupamaro de convicções muito fortes, porém, tinha diferenças com relação a Tabaré Vázquez. Enquanto Tabaré se esforçou para que a Lei de Anistia fosse derrubada, e para que julgamentos relacionados ao período do regime militar (1973-1985), realizados, Mujica foi contra.

"Pepe" defendia que os crimes cometidos durante a ditadura deveriam ficar para trás, até porque aquilo fazia parte de sua própria história pessoal. Ele e seus companheiros realizaram atentados e delitos ainda em tempos de democracia, e depois durante a ditadura, que eram passíveis de ir à Justiça. Foi por isso que Mujica jamais defendeu a queda da anistia. Aliás, os tupamaros mantiveram uma espécie de pacto de silêncio sobre seus atos no período.

Mujica também me contou, em uma entrevista em seu sítio perto de Montevidéu, que, para ele, buscar justiça pelos crimes da ditadura era como alimentar um sentimento vingativo com o qual, pessoalmente, ele não queria conviver mais — porque sua vida ficaria carregada de vingança e de remorso, coisas que o impediriam de continuar sua luta política e de reconstruir seus afetos. Ele sempre falou abertamente sobre isso. Quando o entrevistei, disse:

> "Se eu ficar pensando em quem me torturou, e tentar buscá-lo para levá-lo a julgamento, estarei movido por um sentimento de ranço e de vingança com o qual eu não quero conviver. Se não tivesse sido um, seria outro. Porque eu entendo que aquilo era aplicado não por um torturador, mas por um sistema."

Sua relação com os delitos cometidos pelos tupamaros foi alvo de muitas indagações por parte da imprensa e da oposição. Mujica defende que, naquele contexto, principalmente nos anos da ditadura, a ideia de que efetivamente fossem delitos era mais flexível. E admite, sem dar detalhes, ter praticado atos desse tipo.

A esse respeito, é muito interessante a resposta que sua mulher (ou "companheira", como ele se refere a ela) dá ao cineasta sérvio Emir Kusturica no documentário *El Pepe, uma vida suprema,* quando lhe é perguntado sobre como foi que os dois se conheceram. Topolansky responde, com a maior tranquilidade: "Eu estava incumbida das funções de fazer os documentos falsos dos tupamaros. E Pepe veio fazer o dele. Aí nos conhecemos."

É preciso entender que Mujica passou mais de 13 anos preso por sua atuação na guerrilha armada, e só saiu, justamente, por conta de uma anistia. Topolansky também passou muitos anos presa.

Em seus tempos de prisão, Mujica participou de uma fuga cinematográfica da penitenciária de Punta Carretas, hoje transformada em um shopping center numa área nobre e turística de Montevidéu. Seu período mais longo na prisão foi retratado no filme *Uma noite de 12 anos*, que trata do modo como sobreviveram, além dele, outros dois tupamaros — Mauricio Rosencof, hoje escritor, e Eleuterio Fernández Huidobro (1942-2016), que mais tarde virou ministro da Defesa da gestão de Mujica.

Antes de ser presidente, Mujica foi deputado, senador e ministro. Em 2009, ganhou a eleição num segundo turno muito apertado contra Luis Alberto Lacalle, pai de Lacalle Pou. Além de continuar com o projeto da Frente Ampla, Mujica também construiu uma imagem que lhe renderia excelente projeção internacional, ao fazer questão de se apresentar como um político sóbrio, que doava 70% de seu salário a projetos político-sociais nos quais acreditava. Entre eles, a construção de casas para pessoas mais pobres, projeto que era sua menina dos olhos.

Também preferia viver não na residência presidencial, mas em seu modesto sítio particular. Ali, ele mesmo preparava o mate para tomar com os jornalistas que iam visitá-lo para entrevistas. Andava em seu fusca azul e dirigia o trator de sua fazenda. Quase não tinha funcionários.

"Eu quero ser livre para dedicar-me às coisas que amo, à política. Se for ter muitos carros, muitas casas, muitos empregados, vou perder tempo administrando isso. E tempo é uma coisa que não volta", disse-me. Também foi um crítico ferrenho do aspecto cada vez mais consumista da sociedade uruguaia, traço que vinha se intensificando com os anos de bonança econômica. Falava, além disso, da necessidade de se cuidar do meio ambiente.

Voltemos às diferenças entre Vázquez e Mujica, que eram do mesmo partido e tinham apreço um pelo outro, mas que pensavam de modo distinto quanto a alguns assuntos. A Lei do Aborto, respaldada principalmente na vontade da mulher e aprovada durante a gestão de Mujica, por exemplo, recebeu rejeição aberta de Tabaré, que chegou a tentar barrar sua tramitação no Congresso coletando assinaturas. Católico, Tabaré tinha como princípio pessoal ser contra o aborto. Quanto à maconha, ele dizia entender as motivações de Mujica e dos frente-amplistas que apoiavam uma nova legislação, mas reforçava que, como médico, via aspectos negativos na regulamentação, e se posicionou contra.

Eis aí, porém, mais um dos aspectos da excepcionalidade uruguaia na América Latina: o Uruguai é um país muito aferrado às leis, não só na teoria, mas também na prática. Tabaré, ao voltar ao poder em 2015, quando ambas as leis das quais não gostava (a do aborto e a da maconha) já haviam sido aprovadas pelo Congresso, afirmou que não promoveria mudanças em nenhuma das duas, e de fato não o fez. Tabaré dizia que as respeitaria, porque era "um legalista".

Esse respeito às instituições é uma marca muito forte de Tabaré. Seu diagnóstico de câncer apareceu já em seu segundo mandato. Doente e bastante debilitado, votou nas últimas eleições e apoiou Daniel Martínez, ex-prefeito de Montevidéu que era o candidato da Frente Ampla, mas este foi derrotado. As pesquisas de intenção de voto indicavam que a oposição, com Lacalle Pou, ganharia. Quando saiu de seu centro eleitoral, Tabaré Vázquez declarou que "tudo o que queria era sobreviver para poder passar a faixa a seu sucessor".

E ele o fez, mesmo se tratando de um adversário político. Facilitou a transição e teve um diálogo muito claro e aberto com Lacalle Pou. Antes disso, os dois chegaram a viajar juntos para a posse do argentino Alberto Fernández, realizada em 10 de dezembro de 2019, ou seja, antes de Lacalle Pou assumir o cargo. Vázquez caminhava com dificuldade, apoiado no então presidente eleito. Tabaré e Lacalle Pou se abraçaram e se trataram com enorme respeito no dia da posse de Lacalle Pou, em março de 2020.

Encerrado o período da Frente Ampla, o Uruguai também se abriu mais a investimentos estrangeiros. Com seus principais parceiros comerciais (o Brasil e a Argentina) em crise, o país diversificou os sócios pelo mundo, e passou a exportar matérias-primas em maior volume para países asiáticos. Entre 2001 e 2018, as exportações do Uruguai para os dois principais parceiros caíram de 37% para 19%.

Lacalle Pou mostrou-se favorável a essa diversificação, e defendeu, dentro do Mercosul, que o bloco econômico que reúne Brasil, Argentina, Uruguai e Paraguai tivesse maior flexibilidade nos acordos comerciais com outros países, no sentido de esses acordos poderem ser fechados seja de maneira conjunta, seja separadamente.

Lacalle Pou não se mostra contra as zonas francas de isenção fiscal criadas no governo anterior e promete ampliar estímulos para a inovação na agropecuária. No período anterior, os gastos com pesquisa científica, e com pesquisa aplicada à produção de alimentos, cresceram em mais de 70%.

Quanto à regulamentação da produção da maconha, Lacalle Pou que, antes mesmo da Frente Ampla, foi autor do primeiro projeto de lei para sua liberação, está apostando ainda mais na produção de maconha visando ao mercado externo. Neste particular, novas licenças foram liberadas a empresas estrangeiras, a fim de que estas passem a produzir artigos medicinais à base de *cannabis* para exportação. A rigor, já existem no país empresas norte-americanas e de outras nacionalidades fazendo isso.

Pode-se dizer, também, que Lacalle Pou começou o mandato com uma herança bastante positiva, no sentido de que, durante o governo da Frente Ampla, 65% da população do Uruguai já fazia parte da classe média. A pobreza, segundo dados oficiais, por sua vez, havia caído de 32,5% da população, em 2005, para 8%, em 2019. Ou seja, tem-se aí uma margem para que se possa aumentar o consumo interno e impulsionar a economia — embora, para Mujica, o aspecto negativo disso fosse o de que os uruguaios passassem a querer gastar mais dinheiro com coisas que, para ele, pareciam bobagem: carros novos, *gadgets* etc. São vários os discursos que Mujica deixou, criticando o consumismo contemporâneo.

O Uruguai vem mudando o estilo de suas exportações, buscando criar diferenciais para seus produtos, sobretudo os que são vendidos, também, por parceiros como o Brasil e a Argentina. Um exemplo disso é a carne, que é comercializada com certificado de qualidade e em cortes mais específicos. Por seu turno, o investimento em energia renovável, como já mencionado, trouxe enorme economia para o Estado, e o país passou a focar mais nas áreas de serviços e de tecnologia. Mas a menina dos olhos da economia uruguaia dos últimos anos é o turismo, hoje responsável por 8% a 10% do PIB nacional, segundo dados do governo.

O fim do período da Frente Ampla no poder se deu por conta de um desgaste e de uma insatisfação que cresciam na sociedade, vinculados a decepções pontuais. Uma delas estava relacionada à segurança. Se tomarmos o ranking dos países mais violentos da América Latina, obviamente o Uruguai estará entre os últimos colocados. Porém, em termos de crescimento dos crimes ano a ano, a história é bem diferente. Entre a primeira metade de 2018 e a primeira metade de 2019, por exemplo, o número de homicídios aumentou 66,4%. Se em cifras absolutas os casos ainda não são tantos, em termos de porcentagem o Uruguai supera os números de aumento da violência de alguns países da América Central que possuem uma realidade social muito mais convulsa.

A preocupação com a segurança foi o tema que mais pesou nas eleições de 2019. Durante a segunda gestão de Tabaré, algumas regulamentações afrouxaram medidas como, por exemplo, as penas para autores de crimes menos graves, que foram então reduzidas. Embora seu governo não tenha admitido que essa era a razão para o aumento dos casos de violência, isso ficou evidente pelo comportamento dos uruguaios.

Alguns hábitos, bem como o modo de viver da sociedade, mudaram. Os belos casarões do bairro nobre de Carrasco sofreram desvalorizações, e muitos os alugaram ou os colocaram à venda, mudando-se para condomínios ou edifícios modernos em formato de torres — que Mujica também odiava.

Em suma, mesmo que os números relativos à segurança no Uruguai parecessem irrisórios se comparados com os de países como o Brasil e a Colômbia, por exemplo, não era exatamente isso que os uruguaios sentiam. Em seu excelente romance *A uruguaia*, o escritor argentino Pedro Mairal narra uma dessas situações de desconforto, quando o protagonista, encantado com as belezas do Uruguai, e romantizando o país, acaba caindo numa emboscada de um grupo de criminosos.

Seja como for, o certo é que, no final do mandato de Tabaré, muitos uruguaios acreditavam que este, já envelhecido e por ser de esquerda (coisas que, na visão de seus opositores, o tornariam menos propenso a implementar políticas de linha-dura), não estava muito atento a esse tema. Lacalle Pou não só tomou isso como bandeira, como a primeira coisa que fez ao assumir foi mandar para o Congresso um pacote de leis e de reformas para melhorar a segurança.

O ATUAL PRESIDENTE TEM uma origem diferente das de Tabaré e Mujica. Nasceu em uma família endinheirada, e é de uma linhagem de políticos que sempre estiveram vinculados ao Partido Blanco (ou Partido Nacional). Na primeira vez que tentou ser presidente, disputou com Tabaré, mas fez apostas equivocadas em sua estratégia de campanha. Colocou o foco, por exemplo, no fato de as principais lideranças da Frente Ampla serem muito mais velhas, insinuando que deveriam, na verdade, fazer parte de um "conselho de anciões", e não da Presidência da República. Chegou até a posar fazendo piruetas ao redor de um poste, para mostrar como era uma opção mais jovem, aos 41 anos.

Apesar de ser um tema real, isso soou como uma ofensa, uma falta de respeito, principalmente em um país que tem uma população de terceira idade muito alta, cerca de 15% da população. Lacalle Pou, naquela época, acabou então ganhando uma fama de "jovem" arrogante (no Uruguai, um sujeito de quarenta anos é considerado um "jovem"), que gostava de exibir que era de uma classe social diferente da dos líderes da Frente Ampla, praticava surf e tinha uma vida mais esbanjadora.

Tudo isso ia de encontro ao espírito da cultura uruguaia, que se traduz em uma frase atribuída ao libertador José Artigas (1764-1850): "Ninguém é mais do que ninguém", e que é frequentemente repetida por Mujica. O ex-líder tupamaro também a usa para se referir ao aspecto "quase monárquico com que os presidentes são tratados" na América Latina — e que a cada eleição "parece que elegemos um rei, o republicanismo não é isso". Essa também é a justificativa que Mujica dá para explicar por que continuava vivendo num sítio e com poucos recursos: "Porque assim vive a maioria do povo uruguaio."

Lacalle Pou parece que tomou uma lição de humildade e de maturidade naquela eleição. Em 2018, reapareceu menos belicoso, mais respeitoso, embora seu programa de governo ainda fosse bastante diferente daquele que a Frente Ampla vinha defendendo.

Colocou sua atenção no campo, onde está a maioria de seus eleitores, e passou a tratar o eleitor da Frente Ampla, hoje a maior agremiação política do país, com mais respeito. Diante de uma Frente Ampla que não apresentara nomes de renovação; que perdia crédito por conta da redução da atividade econômica (devido à desaceleração da economia global); e que se via frente a uma sociedade cada vez mais preocupada com a questão da segurança, o nome de Lacalle Pou cresceu, assim como suas chances de se eleger.

Com Lacalle Pou, surgiram também outras pautas para a lista de prioridades. Entre elas, a defesa de que o Uruguai mudasse de entendimento com relação à Venezuela, passando a atuar junto aos países que fazem pressão contra a ditadura de Nicolás Maduro — ao invés de contemporizar com ela. Lacalle Pou também considera o Estado uruguaio custoso e pouco eficiente, o que o fez propor ajustes, temporariamente suspensos por conta da pandemia do coronavírus.

A pandemia não pegou o Uruguai de surpresa. O país reagiu rápido. Lacalle Pou tomou medidas muito estratégicas e, até o fim de 2020, ainda era um exemplo para o resto do continente. Não realizou quarentena obrigatória, justificando que isso ia contra seus princípios de liberdade.

Suas principais medidas foram o fechamento das fronteiras, de comércios e de escolas (estes últimos, por apenas algumas semanas). Além disso, uma política de rastreio dos casos de Covid-19 (e de isolamento das pessoas infectadas), aliada ao bom sistema hospitalar do país, permitiu que, no momento em que este livro era concluído, no final de 2020, o país tivesse menos de cem mortos registrados pela doença, segundo dados da universidade norte-americana Johns Hopkins.

Com essa boa administração da pandemia, nos primeiros quatro meses no cargo, Lacalle Pou passou a ter 62% de aprovação, segundo o instituto de pesquisas Factum.

Essa situação, porém, começou a mudar nos últimos meses do ano, quando o aumento do número de casos de transmissão comunitária, e de contágios em geral, passou a se dar de maneira exponencial. De todo modo, são números ainda muito baixos se comparados aos demais países da região, embora preocupantes para os uruguaios.

Um dos principais fatores que concorreram para o aumento do número de casos foi a dificuldade de manter o vírus longe das fronteiras uruguaias. Os principais focos da doença ocorreram em locais próximos à fronteira com o Brasil, por exemplo. Acrescente-se a isso o fato de que há muitos argentinos que têm dupla residência por conta de propriedades compradas na costa uruguaia, e estes obtiveram permissão para viajar. O vírus foi com eles.

O governo cancelou a temporada de verão para os turistas estrangeiros, mesmo sabendo ser o turismo um dos principais motores da economia. No começo de dezembro, quando se começava a apontar para o crescimento exponencial da doença, Lacalle Pou anunciou o fechamento das fronteiras — inclusive para uruguaios — entre 21 de dezembro e 10 de janeiro. Durante esse período, tanto estrangeiros quanto uruguaios que moram no exterior não poderiam entrar no país. As únicas exceções eram os cidadãos que já tinham passagens compradas e os transportes de carga, que continuaram a circular normalmente.

Ao mesmo tempo em que o coronavírus passa a se transformar em um problema mais grave, o país precisa começar a lidar com o que será o momento pós-pandemia: a economia está sendo retomada, mas a recessão, já presente antes da pandemia, foi agravada pelos meses de paralisia, especialmente pelo impacto na área de turismo.

A crise econômica no Brasil e na Argentina, seus principais vizinhos e parceiros comerciais, está fazendo com que Lacalle Pou enfatize ainda mais a necessidade de se exportar em maior quantidade para a China e para outros países. Outra preocupação do mandatário é com a manutenção de sua base política. Para derrotar a então hegemônica Frente Ampla, de centro-esquerda, que governou o Uruguai de 2005 a 2020, o Partido Nacional se uniu ao seu adversário histórico — o Partido Colorado — e ao novato partido de extrema-direita Cabildo Abierto, além de outras agremiações menores.

Com a vitória da chamada "coalizão multicolor" (esse grupo heterogêneo formado por distintos partidos e ideologias), Lacalle Pou ficou com a responsabilidade de manter essa aliança unida. Uma vez fragmentada, fatalmente ela perderia para a Frente Ampla no Congresso, e sua governabilidade estaria ameaçada.

A fragilidade da aliança, contudo, ficou clara quando de um desentendimento com o Partido Colorado, cujo principal nome, o moderado Ernesto Talvi, renunciou após poucos meses no cargo de chanceler do novo governo.

Ainda que todas essas dificuldades estejam surgindo nos flancos da economia, da saúde e da política, o Uruguai permanece como um contraexemplo frente ao que se passa na região. A contar apenas pela falta de violência no debate político e pelo enorme respeito entre instituições e pessoas, não é nenhum exagero afirmar que esse país possui um diferencial imenso com relação ao restante da América Latina.

O Uruguai é hoje o país mais tolerante, mais aberto à diversidade, mais igualitário e mais seguro para investimentos em toda a região.

EPÍLOGO

Se o ano de 2019 foi o dos protestos e das transformações políticas e o de 2020 foi o do início da pandemia, parece que os próximos meses e anos não serão exatamente dourados para a América Latina. Principalmente porque a maioria das reivindicações feitas em 2019 ainda não foi atendida. A rigor, elas apenas ficaram em suspenso, quando não foram agravadas pela pandemia. Em alguns países, como o Chile, já se fala em uma nova onda de manifestações. Se a pandemia arrefecer, ela ficaria conhecida como o "estallido 2.0", ou seja, uma explosão social turbinada pelos efeitos negativos da crise sanitária.

O coronavírus deixa no ar várias incógnitas, e enquanto nem sequer sabemos quando a pandemia irá terminar, novas questões vão surgindo sobre que tipo de mundo virá pela frente. Nesse contexto, nos perguntamos: como será a América Latina do pós-pandemia? Será que o modo como as pessoas trabalham, locomovem-se, aprendem etc. irá mudar? Como isso se dará em uma região com as características da nossa?

Com as novas mutações do vírus surgindo mais rapidamente do que a lenta e conturbada distribuição de vacinas, no melhor dos casos a região estará vulnerável — pelo menos por um tempo — a novas ondas de contaminação.

Além disso, a queda das economias em 2020 e a dificuldade de controlar a situação sanitária neste início de 2021 fatalmente obrigarão os governos a tomarem medidas pouco populares ou de eficiência limitada: pedir empréstimos internacionais, realizar cortes de gastos e propor aumento de impostos num momento em que eles não têm capital político para isso, isto é, para demandarem novos esforços a populações que já sofreram muito com as restrições em 2020.

É o caso, por exemplo, da Argentina.

Depois de vários meses de medidas muito restritivas de quarentena, e do desgaste por conta do mau desempenho econômico do país, o presidente Alberto Fernández perdeu totalmente a credibilidade para resistir às pressões de grande parte da população — de trabalhadores informais a grandes empresários. E embora novas medidas para conter a disseminação do vírus fossem recomendáveis, no início de 2021, o país não tinha estrutura econômica para suportar uma outra temporada longa de interrupção de atividades. O fato é que a economia argentina já vinha mal desde antes da pandemia: com uma dívida que equivalia a mais de 90% do PIB e com inflação anual superior a 50%. A quarentena da primeira onda do vírus debilitou ainda mais as finanças.

Mesmo com a ajuda do governo, que impunha multas altíssimas a quem demitisse durante a pandemia, muitos negócios não resistiram. Neste início de 2021, quem caminhava pelas ruas se deparava com a recorrência de uma mesma imagem: a de cartazes de venda de estabelecimentos comerciais ou de fechamento definitivo de restaurantes e lojas tradicionais. Estima-se que, no final de 2020, mais de trezentos mil argentinos já haviam perdido seus empregos e multinacionais estavam deixando o país.

A insatisfação com o governo gerou manifestações contrárias à quarentena durante os meses em que esta se aplicou. Depois, quando houve uma flexibilização das atividades e os casos aumentaram, a sensação do argentino médio era a de que a quarentena não tinha funcionado para fazer parar o vírus e, ao mesmo tempo, a de que tinha destruído empregos. Infectologistas, porém, em geral discordam desse entendimento. Para Javier Farina, por exemplo, da Universidade de Buenos Aires, "sem a quarentena teríamos estado muito pior".

Com relação às medidas de precaução contra o coronavírus, um evento virou o jogo, literalmente, contra o governo. Quando o ex-jogador Diego Maradona morreu, em 25 de novembro de 2020, Fernández viu na comoção do povo argentino uma oportunidade para ganhar capital político em formato de apoio, então necessário para quem vinha tendo a imagem desgastada. Mas ao invés de, seguindo suas próprias determinações, pedir que as pessoas ficassem em casa, respeitando o distanciamento social e sem aglomeração (coisa que ele fez durante meses), o presidente anunciou que haveria uma despedida de corpo presente na Casa Rosada, sede do governo.

Os torcedores iriam poder ver o craque e se despedir, não sem antes passar horas numa fila longuíssima em que tudo o que não havia era distanciamento social. O governo não foi capaz de organizar bem o evento, o que fez com que, a pouco menos de uma hora para o término do velório aberto (previsto para 16 horas do dia 26), a fila tomasse mais de dez quadras, repleta de admiradores que tinham acordado cedo ou vindo de longe para dar o último adeus a um dos maiores ídolos do futebol internacional.

A fila era um bloco compacto que se movia lentamente. Quando as pessoas souberam que as portas da sede do governo iam se fechar, e que para muitos não seria possível chegar perto do ídolo, começaram os distúrbios, com correria, gente saltando as grades da Casa Rosada e estátuas ali dentro sendo derrubadas. Quanto às expectativas do governo, a imagem mais significativa do fiasco político desse dia foi a de Fernández do lado de fora, com um megafone na mão, pedindo que as pessoas se acalmassem. Obviamente, foi desprezado pela multidão.

O funeral de Maradona marcou um antes e um depois na história da pandemia na Argentina. Muitos dos que haviam seguido as orientações do governo e ficado em casa, perdendo trabalho, ganhando menos e tendo que estudar com os filhos — entre muitos outros sacrifícios — ficaram indignados. Era mesmo possível que, em apenas um dia, o governo tenha colocado tudo a perder por conta de uma imagem que seria usada politicamente, a de Maradona sendo velado na Casa Rosada?

O desrespeito à conduta de se evitarem aglomerações passou a ser a regra e, com a chegada do verão, as pessoas passaram a lotar parques e praias. Quando a curva voltou a aumentar por conta de flexibilizações cada vez mais corriqueiras, o governo tentou impor um toque de recolher. Não conseguiu: a pressão dos comerciantes e dos donos de bares e restaurantes foi enorme. O toque de recolher, então, passou a ser algo apenas simbólico, que valia tão somente como recomendação entre meia-noite e seis horas da manhã.

No início de 2021, o país se aproximava dos 45 mil mortos pelo coronavírus.

Analistas dizem que, por se tratar de um governo peronista, dificilmente haverá novas explosões sociais por conta da degradação econômica. Isso porque, historicamente, pelo menos até aqui, os governos peronistas têm mostrado mais habilidade do que os demais em lidar com situações de tensão social, pois têm melhor conexão com os trabalhadores por meio de sindicatos, "punteros" (agentes sociais que atuam junto ao governo, de modo informal, distribuindo bolsas de assistência) e organizações sociais. Até hoje, essa foi a tradição. Porém, nada nos garante que a tradição não possa ser quebrada.

No caso da Venezuela, não havia indícios, até o início de 2021, de que o país tivesse vivido uma grande crise sanitária por conta do coronavírus. Pelo menos não uma crise igual, ou parecida, às que ocorreram no Peru e no Equador.

É bem verdade que os números oficiais são sempre suspeitos: trata-se de uma ditadura que, como tantas outras, não tem transparência, o que faz com que suas estatísticas, de um modo geral, não sejam confiáveis. Mas mesmo descontando esse fato (o de que o regime provavelmente venha jogando para baixo as cifras referentes à contaminação), as contagens paralelas de grupos de médicos independentes mostram que a situação efetivamente não é tão grave, se comparada à de outros países mais afetados. Apesar disso, há evidências de que a pandemia castigou muito, por exemplo, a região de Maracaibo (para onde costumam retornar muitos imigrantes), causando a morte de dezenas de médicos.

A situação dos profissionais de saúde na Venezuela é complicada. A média salarial de um médico está entre quatro e seis dólares por mês, enquanto uma máscara segura para trabalhar junto a pacientes contaminados custa em média um dólar. Além dos que estão sendo contaminados ou mortos, há um grande contingente de trabalhadores que, desde 2014, vem saindo do país para trabalhar no exterior. A carência de pessoal para se dedicar a cuidar dos doentes, bem como para administrar UTIs, é um dos problemas sérios que a Venezuela enfrenta.

Há um fator que ajuda o país a ter uma cifra menos brutal de mortos: o de que a Venezuela é um dos países mais isolados da região, justamente por conta da crise econômica e social que, pouco a pouco, foi afastando do país a maioria das linhas aéreas estrangeiras que operavam ali.

Ainda assim, a pandemia não deixou de trazer consequências nefastas para esse país já tão sofrido, entre elas, o uso político das quarentenas e das medidas sanitárias como forma de se fazer repressão. Houve, por exemplo, prisões e perseguições a jornalistas "justificadas" pelo regime por eles estarem divulgando "notícias falsas" sobre a pandemia. Também houve abuso de poder ao se declararem medidas de quarentena coincidindo com datas e locais de atos da oposição, apenas para esvaziá-los.

Um boletim da ONG Human Rights Watch, com participação da Universidade Johns Hopkins, também chamou a atenção para o modo como vinham sendo tratados os imigrantes que tentavam voltar à Venezuela. Embora tivessem saído do país em distintas ondas de imigração e em diferentes momentos da crise, muitos desses imigrantes se viram sem a opção de permanecer nos países da região em que estavam estabelecidos, ou tentando se estabelecer. Isso porque a maioria deles vivia em situações muito frágeis: trabalho informal, sem os documentos de imigração em dia, sem plano de saúde, ou mesmo excluídos das ajudas financeiras que esses países ofereciam, com sacrifício, à economia local.

A tragédia desses retornados, na verdade, tem várias etapas. Primeiro, ao terem sido obrigados a sair de seu país por conta da crise humanitária. Depois, porque a pandemia fez com que os países que os haviam acolhido tivessem que tomar medidas sanitárias que, na prática, inviabilizaram a sua permanência ali — como as quarentenas, que afetavam diretamente os trabalhadores informais.

Acrescente-se que voltar para a Venezuela (coisa que já parecia um plano suicida devido à crise humanitária) era algo ainda mais complicado quando se tinha de fazê-lo a pé, como milhares foram obrigados. E como se não bastasse o perigo de serem presos ou detidos por estarem driblando as restrições impostas pelos governos, esses imigrantes, não raro, ainda se transformavam em vetores do vírus.

Por fim, chegar à Venezuela não trazia alívio imediato, muito pelo contrário. Embora o desejo dos retornados fosse estar de volta à terra natal, junto a parentes ou amparados por algum outro tipo de suporte material ou emocional, esse desejo não se cumpria ao cruzarem a fronteira. O regime, com a justificativa de fazer um controle sanitário de quem entrava no país, implementou acampamentos em vários pontos da fronteira que, em muitos casos, podiam ser comparados a campos de concentração.

Nessas instalações, nada apropriadas para servir de centro de isolamento, e muito menos de hospital, os retornados tinham de cumprir quarentena. Sem água limpa, sem comida suficiente, sem acompanhamento médico. No geral, os exames colhidos ali eram pouco confiáveis, fazendo com que contaminados e não contaminados tivessem de conviver de algum modo — potencializando ainda mais os riscos de contágio.

Aos pesquisadores da HRW (Human Rights Watch), as pessoas que estiveram nesses centros de controle contaram que eram constantemente assediadas moralmente. Elas afirmam que os oficiais que vigiam esses locais eram orientados a humilhar os imigrantes, culpabilizando-os por terem saído do país e por agora quererem voltar.

O próprio Maduro deixou isso claro em seus discursos, sustentando que o vírus era estrangeiro e entrava no país por meio dos imigrantes vindos da Colômbia, país governado pelo político de centro-direita Iván Duque, seu adversário político. Aliás, é comum que Maduro coloque em Duque a culpa de várias coisas negativas que acontecem à Venezuela, das tentativas para tirá-lo do poder à disseminação do coronavírus no país.

No campo da política partidária, o cenário na Venezuela é de desolação. Com a vitória do chavismo na eleição da Assembleia Nacional, em 6 de dezembro de 2020, em votação boicotada por uma oposição que levantava suspeitas de fraude, o regime passou a controlar os três poderes da República. Contudo, a Assembleia Nacional de Guaidó, que não aceitou a derrota, afirma que continuará atuando mesmo com o término do mandato, pois não reconhece nem a Maduro nem ao novo Legislativo. Segundo a oposição, que tem o apoio de vários países e organizações internacionais, houve irregularidades em ambas as eleições, as do Executivo e as do Legislativo.

Guaidó, portanto, ainda tem apoio internacional na qualidade de principal opositor na Venezuela. Porém, oficialmente sem cargo, ele fica muito mais vulnerável, podendo ser preso a qualquer momento; ou, talvez pior, cair no esquecimento. Embora ainda tenha 25% de apoio dos venezuelanos, seus erros mais recentes e sua falta de eficiência, que resultou em manobras fracassadas, enfraquecem sua imagem.

O restante da oposição está fragmentado. Ou seja, o cenário aponta para um regime que não dá margem para muitas saídas, a não ser que surjam no horizonte novas ideias e perspectivas.

A eleição de Joe Biden nos EUA traz esperanças aos opositores, mas também ao governo. Por se tratar de um presidente democrata, portanto menos linha-dura do que Donald Trump, e mais progressista, o regime espera poder retomar o diálogo, criando uma falsa ideia de que Biden e Maduro poderiam estar do mesmo lado do espectro político. O regime busca colocar um fim nas sanções impostas durante a gestão de Trump, que miram negócios, propriedades e dinheiro dos altos funcionários da ditadura.

Já a oposição vê em Biden alguém que poderia trazer alguma ideia nova para a mesa de possibilidades, embora todas as tentativas que se fizeram por meio do diálogo, até aqui, tenham fracassado. Espera-se que os EUA adotem um método de sanções mais eficiente; ou que, pelo menos, ofereçam uma mediação que de fato seja capaz de fazer entrar no país mais ajuda humanitária, tão necessária aos venezuelanos.

Biden, porém, tem muitas outras preocupações nas costas. A contar apenas com a pandemia nos EUA (que já deixou mais de 450 mil mortos) e com as medidas a serem tomadas para reverter os danos causados pelos anos Trump, o novo presidente dos EUA já terá um caminhão de problemas. Embora seja um atento observador da América Latina, e interessado na região, não se sabe ainda ao certo quão prioritários serão os problemas da Venezuela para ele.

No Chile, outro país tratado neste livro, vivem-se tempos de sonhos e de transformações, e o que se espera é que estes não sejam frustrados. Se 2019 foi o ano das manifestações, e 2020 o ano da pandemia (bem como da decisão de se enterrar a Constituição de Pinochet), os anos que se seguem, provavelmente, serão marcados pelos desafios que a vitória do "aprovo" no plebiscito colocará para o país.

Ali ficou decidido que uma nova Assembleia Constitucional será formada ainda em 2021, e que todos os 155 constituintes serão eleitos nessa ocasião. Ou seja, nenhum integrante da atual legislatura participará do processo.

Por um lado, isso traz uma enorme esperança de renovação dos quadros políticos. Por outro, vem levando a uma dispersão de ideias e a uma fragmentação das forças progressistas — ao mesmo tempo em que a direita, do outro lado do espectro político, voltou a se unir. Mesmo tendo rachado na hora de votar, por exemplo, a autorização para retirada de parte das pensões; e mesmo tendo embarcado no "aprovo" junto com a esquerda, a direita, no momento, voltou a formar um bloco coeso.

O desafio será o de fazer com que na Assembleia Constitucional, eleita em abril, haja consensos e espaço para diálogo entre os que pensam diferente. Durante os próximos dois anos, serão debatidos e redigidos os artigos da próxima Carta.

A ala progressista da política chilena pretende desmontar o chamado "modelo chileno" e criar um Estado social de direito que garanta o acesso à saúde, à educação e a outros serviços de forma inteiramente gratuita. Essa ala também tem uma agenda muito aberta no que diz respeito aos avanços no âmbito dos direitos civis, entre eles, a questão do aborto, da morte digna, e de mais direitos aos imigrantes. A direita, por sua vez, votará para manter algo do antigo esquema, contando, provavelmente, com a pressão exercida por grupos de interesse corporativos, pela Igreja e por outros setores mais conservadores da sociedade.

Promete ser um processo intenso e transformador. Um dos temas latentes é o do destino que se dará à questão indígena. A população indígena do Chile é de 12,8% do total e, até hoje, não conta com reconhecimento legal. Há muita expectativa principalmente entre os mapuches, que correspondem a 84% dessa cifra, e reivindicam soberania e, no caso de alguns grupos, a independência. A bandeira mapuche se fez presente ao longo de todo o período de protestos.

Além do processo constitucional, que estará no foco de todos, o Chile tomará outra decisão ainda em 2021: a de quem será o novo presidente do país e, portanto, aquele que irá ratificar e promulgar a nova Carta — que, uma vez terminada, será aprovada ou recusada em novo plebiscito, desta vez vinculante.

Estão muito desgastados, hoje, tanto os que antes formavam a Concertação (coalizão de centro-esquerda que governou o Chile por vinte anos desde o processo de redemocratização), como a direita representada por Sebastián Piñera, mais moderada. Por outro lado, há uma direita mais radical que está se renovando, assim como há uma esquerda que vem recebendo apoio e alento da parte dos jovens que saíram às ruas nos últimos anos.

Espera-se que o desenlace deste processo, no Chile, dê-se pela via democrática e por meio do entendimento.

No Uruguai, temos uma situação de suspense. Após uma transição pacífica do poder — que passou das mãos da centro-esquerda para as da centro-direita —, encerrando os 15 anos de mandato da Frente Ampla, o país vinha enfrentando bem a pandemia do coronavírus. O desafio será justamente o de conseguir persistir nesse esforço, mesmo com a situação se tornando mais grave.

No início de 2021, as novas mutações do vírus apareceram na região, e o Uruguai foi tomado um pouco de surpresa. Tratou a pandemia num certo clima de "já ganhou", valendo-se de sua estratégia inicial: rastrear e isolar casos e manter o sistema de saúde em boas condições para que pudesse atender a todos.

Só que o Uruguai faz fronteira com dois países que não são nenhum exemplo de combate à pandemia: a Argentina e o Brasil. Com isso, mesmo com as fronteiras fechadas, houve contaminação. No fim de 2020, o país chegou a bater o recorde de mais de mil casos de infecção por dia. A partir daí, a propagação passou a ser comunitária e os alertas se acenderam. A taxa de infecções confirmadas aumentou de 9,49% para 13,66%.

Lacalle Pou, ainda fincando o pé em sua convicção liberal de que não se podia impor quarentenas e isolamento à população, foi obrigado a abrir mão, pelo menos em parte, desses valores. O fechamento de fronteiras ficou ainda mais rigoroso, e algumas atividades econômicas foram suspensas. Fora a temporada de verão que, em geral, é uma grande fonte de renda para o país, e que nesse período ficou restrita apenas aos uruguaios.

Nesse mesmo clima de "já ganhou", Lacalle Pou não se apressou a comprar vacinas, achando que iriam demorar para estar disponíveis no mercado. A corrida pela vacina, porém, começou mais cedo entre os outros países da região. Enquanto o Uruguai ainda não tinha comprado nenhuma, a vacinação argentina já havia começado com a russa Sputnik, assim como a chilena, com a da Pfizer. E se começava a vacinar, também, no Brasil, embora com atraso.

Em seu primeiro ano de governo, Lacalle Pou gozou de boa popularidade e conseguiu manter unida sua aliança composta por cinco partidos. Em parte, isso se deu por conta de seu sucesso no combate à pandemia. De agora em diante, porém, a situação será outra. Estão à frente as mutações e as novas ondas do vírus, e será preciso vacinar grande parte da população. Além disso, estarão mais presentes na economia os efeitos de um ano de desaceleração do crescimento e, com eles, possíveis atritos na aliança que compõe seu governo — que sempre surgem em momentos de crise.

Lacalle Pou também enfrenta o fato de não ser mais a novidade política do país. Portanto, a trégua que a população costuma dar aos novos governantes caducou. O presidente, que é surfista, provavelmente terá ondas maiores para enfrentar.

Na Bolívia, Luis Arce chegou como um alívio até mesmo para parte da oposição. Havia um desgaste muito grande com relação a Jeanine Áñez, além da falta de legitimidade de sua gestão. À esquerda e à centro-esquerda, a postura moderada de Arce renovou os ânimos e deu uma certa tranquilidade aos mercados e ao empresariado. Porém, a cisão social, étnica e política do país persiste e será o grande desafio de seu mandato e daqueles que o sucederem.

Pode-se dizer, também, que Arce é mais um caso de um fenômeno que vem ocorrendo em outros países da região: o das presidências delegadas. Na Argentina, a candidatura de Alberto Fernández foi praticamente uma concessão feita por Cristina Kirchner, quando esta se deu conta de que tinha demasiada rejeição para vencer um pleito, mas que, ao mesmo tempo, tinha capital político suficiente para escolher e eleger outra pessoa.

O mesmo se deu no Equador, com a tentativa de Rafael Correa de fazer um sucessor, Lenín Moreno. A tentativa, porém, acabou frustrada, pois ao fim e ao cabo Moreno rompeu com Correa. Agora, o ex-presidente Correa tenta fazer a mesma coisa, buscando eleger um novo "poste", Andrés Arauz, já que ele mesmo está impedido de se candidatar por conta de condenações na Justiça.

Arce, portanto, é fruto dessa estratégia. Evo Morales, ao não poder concorrer mais à Presidência (após ter sido praticamente enxotado do poder), não teve outra escolha senão a de delegar o poder para outra pessoa. A militância que o apoia aceitou e votou em Luis Arce.

Neste início de 2021, a relação entre ambos ainda é boa. Mesmo tendo voltado à Bolívia, Morales não tentou roubar o protagonismo de Arce, e nem parece estar interferindo nas decisões políticas deste último. Nota-se, porém, que a conjuntura é frágil: Arce começou a ter problemas com a chegada da segunda onda do coronavírus no país justo quando se preparava para sua tentativa de reativar a economia.

Resta saber, portanto, quão conciliador o novo presidente conseguirá ser no que diz respeito ao seu apoio parlamentar, ou mesmo dentro de seu gabinete — caso comece a haver rachas por divergências tanto no modo como se combate o coronavírus quanto na condução da agenda econômica. Tudo isso tendo Morales ali, à sombra, com intenções que por ora parecem contidas.

Embora o ex-presidente tenha sofrido muito desgaste, e talvez não vencesse uma eleição, hoje, com as grandes margens de diferença que impôs a seus adversários no passado, ainda assim é Evo quem comanda pelo menos 30% do eleitorado boliviano. Não é pouco, e sua capacidade de levantar os trabalhadores e os movimentos sociais não é pequena.

Ainda parece longínquo o horizonte em que os bolivianos irão aceitar as distintas correntes políticas e diferenças étnicas que formam o país. Nem sequer parece um trabalho que possa ser completado em um mandato, por um único líder político.

Morales elevou o perfil do indígena, recuperou o orgulho e a justiça dos povos originários, mas trabalhou pouco na conciliação deles com os bolivianos descendentes de europeus. Essa mudança, que colocaria o foco em uma Bolívia mais igualitária, mais receptiva ao outro, com menos injustiças decorrentes de questões de classe e de cor de pele, ainda é uma dívida aberta entre os que governam e os governados.

Se Arce conseguir enfrentar com sucesso os dois desafios que tem pela frente, o sanitário e o econômico, pode vir a ter mais influência sobre o MAS e, assim, tentar dar uma nova vida a esta que é a principal força política do país, fazendo com que ela possa ir além do culto cego à figura de Morales. Porém, de nada servirá se, do outro lado do espectro político, o ressentimento de uma elite econômica branca estiver crescendo.

Se nada for feito no sentido de se integrarem essas duas pontas da sociedade, de tempos em tempos acontecerá o que aconteceu ao país nos últimos anos, coisa que, de resto, é quase que um padrão quando se olha para a história da Bolívia no último século: tensão social, quedas de governo, manifestações sindicais e violência. Nada disso era novo quando voltou a ocorrer em 2019. Essa Bolívia instável e marcada por conflitos sociais era a Bolívia de antes de Evo Morales. Para que seu legado não seja apenas uma interrupção dos conflitos, e sim uma ponte para uma Bolívia diferente e equitativa, será preciso trabalhar outras pautas. Incorporar liberdades civis e estimular políticas de gênero sem dúvidas fazem parte desse esforço.

Neste início de 2021, salta aos olhos o fato de as pesquisas de intenção de voto para as várias eleições que acontecerão na região — no Chile, no Peru e no Equador, por exemplo — registrarem índices tão altos de indecisos ou de pessoas que se mostram desinteressadas em votar. O Brasil e o México, por sua vez, estão sendo comandados por populistas que, de um modo ou de outro, hoje são órfãos de Trump — Jair Bolsonaro e Andrés Manuel López Obrador. Seria preciso observar os desdobramentos dessa crise de orfandade em que ambos entram agora.

Analistas vêm chamando a atenção para a possibilidade de essa rejeição à política tradicional abrir uma brecha para o surgimento de novos populismos. Mas, uma vez mais, se faz necessário olhar para cada caso em particular de modo atento.

É pouco provável que o Chile, hoje, torne-se refém de um populista, pois a transformação a que se propôs a sociedade vai justamente em sentido contrário. Não se pode dizer o mesmo da Bolívia e do Equador que, com Evo Morales e Rafael Correa, respectivamente, conheceram uma estabilidade que tende a se transformar em fator de nostalgia, à qual se retorna em momentos de crise. Foi o que aconteceu no Peru com relação ao populista de direita Alberto Fujimori. Por muito tempo, o fujimorismo continuou sendo uma força política influente, baseada sobretudo nessa nostalgia populista.

Seja como for, fazer conjecturas é sempre algo arriscado. Mais do que apontar nomes ou correntes, um aspecto importante a ser ressaltado é o desânimo com relação à participação política, na América Latina, no momento de se ir às urnas. Cada vez mais, esse desânimo vem aumentando. Basta observarmos os números da pesquisa Latinobarómetro, que reúne entrevistas com habitantes de quase todos os países da região, para constatarmos que a confiança na democracia anda em baixa. Mostrar rejeição à classe política tradicional é algo saudável, mas quando esse sentimento se transforma em uma rejeição à democracia em si, torna-se mais complicado.

A insatisfação com a democracia alimenta o populismo, seja ele de esquerda ou de direita. Em última análise, os dois fenômenos andam de mãos dadas. Quando se grita, como se fez na Argentina em 2001, "Que se vayan todos", na verdade o que se está fazendo é esperando por alguém que surja como salvador da pátria. Por algum tempo, esse foi o caso de Néstor Kirchner e, até hoje, pode-se ouvir entre as reivindicações de grupos de militância juvenil do peronismo: "Néstor no se murió, Néstor vive en el pueblo la puta que te parió" — grito de guerra muito comum em qualquer aglomeração kirchnerista peronista, mesmo em nossos dias.

Se hoje o Brasil e o México estão sofrendo as consequências do populismo, ou seja, da ideia de se ter um "salvador da pátria" no comando, isso nos convida a observar com atenção os processos dos demais países, para que o mesmo não ocorra neles caso sua população demonstre insatisfação com os atuais políticos, pouca vontade de eleger novos governantes ou falta de iniciativa para criar forças alternativas.

O acadêmico de Harvard Steven Levitsky, um especialista em Peru e Argentina e autor de *Como as democracias morrem*, não é tão pessimista em relação a esse tema. Em uma entrevista recente ao jornal argentino *La Nación*, ele faz a seguinte afirmação:

> "As pesquisas da Latinobarómetro mostram que cada vez menos mexicanos e brasileiros confiam na democracia e, se olharmos para o futuro, receio que esse apoio ainda continue baixando. Na região, há países cujos Estados não funcionam bem, com alto nível de desigualdade, com sistemas públicos de saúde deficitários, com fome, e que registrarão um aumento da dívida pública muito grande. A margem de manobra que seus governos terão será muito limitada, com cortes nos gastos sociais e, muito provavelmente, com o aumento da desigualdade social."

Ainda assim, Levitsky se mostra esperançoso:

> "Sou menos pessimista com relação ao futuro da democracia na América Latina do que muitos, em parte porque creio que, mesmo com todo o descontentamento que há, de fato, com as instituições democráticas na América Latina, as pessoas continuam querendo eleições. O argentino, o brasileiro, o mexicano, o peruano podem insultar seu governo, os partidos, o Congresso; mas ninguém na Argentina quer deixar de ter a possibilidade de tirar um governo por meio das urnas. As pessoas querem votar, e isso continua sendo tão popular na região como em 1983."

Outro risco real na América Latina, hoje, é o surgimento de novos autoritarismos. Na verdade, já temos alguns.

Além da Venezuela, de Cuba e da Nicarágua, cujos governos podem ser classificados como ditatoriais, vemos o quanto um país pequeno como El Salvador pode estar entrando para esse clube, não pelas vias da esquerda mas pelas da direita.

Governado pelo *outsider* Nayib Bukele desde 2019, o país está a um passo de se tornar um regime bastante autoritário. Bukele surgiu em um cenário de vazio na política, em que havia desconfiança da sociedade tanto com relação à direita tradicional (que havia protagonizado ditadura e massacres), quanto com a esquerda que, contra a tirania do passado, havia pegado em armas, mas que se mostrou profundamente corrupta enquanto esteve no poder.

Jovem, boa pinta e fazendo bom uso das redes sociais, Bukele é amado por seu povo. Com a chegada da pandemia, foi um dos primeiros líderes de países da região a mandar fechar as fronteiras e a adotar quarentena em âmbito nacional. As medidas sanitárias, porém, também passaram a funcionar como justificativa para perseguir opositores e calar a imprensa. Antes da pandemia, Bukele já havia mostrado tendências autoritárias ao entrar no Congresso com as Forças Armadas, mas foi no combate ao vírus que ele encontrou a desculpa ideal para avançar sobre os outros poderes e comprometer a institucionalidade do país.

Alegando deter o vírus, Bukele cercou cidades e criou centros sanitários, que se transformaram em uma espécie de campo de concentração, com pessoas detidas sem estarem doentes ou sendo obrigadas a permanecer ali por tempo demasiadamente longo para que fosse aceito como norma sanitária.

Segundo relatório da ONG Human Rights Watch (HRW), esses centros chegaram a ter mais de quatro mil pessoas detidas, muitas delas acusadas de violar a quarentena ou de terem contraído a doença em viagens recentes ao exterior (caso em que eram mantidas ali sob essa suspeita, de maneira compulsória). Conforme aponta a HRW, nesses centros faltava até o mais básico, como água, comida e remédios. Há relatos de pessoas que tiveram que dormir no chão, e também de ausência de tratamento especial para idosos — um dos principais grupos de risco da Covid-19.

Mas nada disso abala a popularidade de Bukele, pelo contrário. Atualmente, ela gira em torno dos 80%. Como todo populista, seja de esquerda, seja de direita, Bukele não gosta da imprensa livre, e fez avanços contra os meios independentes (a maioria deles digitais) que publicavam denúncias de abuso de poder. Um dos mais castigados foi o *El Faro*, o melhor veículo de imprensa da América Central.

Para seus comunicados, Bukele prefere a "comunicação direta", por meio das redes. Qualquer semelhança com Trump ou Bolsonaro não é mera coincidência. Mas Bukele vai um pouco além: dá ordens aos seus ministros também pelo Twitter, em postagens públicas. Ou seja, se estes não as cumprem, isso se dá sob os olhos de todos os seguidores de Bukele. Os julgamentos, portanto, também se tornam públicos.

Os países da América Central estarão particularmente em evidência nos próximos meses e anos, à medida que a nova administração dos Estados Unidos for definindo as mudanças que deverão ocorrer na questão das políticas migratórias.

Enquanto Donald Trump apostou em uma política de restrições bastante dura (que foi da promessa de construção do Muro a cenas terríveis de filhos sendo separados de seus pais nas fronteiras) houve colaboração do país vizinho — muito criticada pela oposição mexicana — ao se reter imigrantes em seu território, ou mesmo ao deportá-los a partir dali.

O tema segue latente, uma vez que os imigrantes têm preferido modalidades de migração alternativas às perigosas travessias com "coyotes". Agora viajam em caravanas. E Trump, na base da "colaboração", em dinheiro, com dirigentes dos três países que formam o chamado Triângulo do Norte, financiou a repressão a essas caravanas, nem sempre com êxito.

É esperado que Biden humanize um pouco essa política, e que pense em formas de colaborar para que esses imigrantes não queiram migrar. Ou, se o fizerem, que seja de maneira menos perigosa e com menos enfrentamento. Afinal, os EUA são consumidores de sua mão de obra.

Outro país que está na expectativa quanto ao que deve resolver Biden com relação à região é Cuba. Espera-se uma possível reversão dos retrocessos realizados por Trump, e que os dois países voltem a dialogar nos termos de como isso vinha se dando na época de Barack Obama.

Estamos em um tempo em que a questão ambiental também ganhou protagonismo, com o retorno dos EUA ao Acordo de Paris e com a condição imposta por países europeus de que se detenha o desflorestamento da Amazônia. Este último, porém, não ocorre apenas no Brasil: há imensos espaços verdes no norte da Argentina, por exemplo, cuja flora natural foi dizimada para o cultivo de soja. Com a crise econômica batendo às portas, alguns países podem cair na tentação de continuar avançando sobre suas áreas verdes.

O tão esperado acordo econômico entre a União Europeia e o Mercosul, por sua vez, que hoje depende muito dessa sintonia entre os países, pode seguir com suas intermináveis discussões (que já levam mais de vinte anos) sem se concluir — o que é má notícia para os países do Cone Sul, que perderão a oportunidade de dar vazão a exportações ao Velho Continente.

Nos próximos tempos, vamos ver também os desdobramentos do acordo de paz com as Farc (Forças Armadas Revolucionárias da Colômbia). Ainda há muito o que fazer, embora o conflito tenha sido formalmente encerrado, em 2016, com a aprovação do acordo. Em outras palavras, será necessário mais empenho para implementá-lo, o que significa reinserir na sociedade, e com sucesso, os ex-guerrilheiros que deixaram as armas.

Indo na mesma direção, diríamos que melhorar a situação da posse de terra no interior do país e acertar diálogos com outros grupos violentos (como o Exército de Libertação Nacional e o Clã do Golfo) são também ações importantes. Acrescente-se, ainda, a retirada de todas as minas que ainda estão em áreas de guerra, bem como a devolução de propriedades a camponeses que tiveram de abandoná-las por conta do conflito.

O Brasil segue ensimesmado em sua crise interna desde, pelo menos, 2015, quando ganhou força o movimento que desembocou no impeachment de Dilma Rousseff. Se o brasileiro já olhava pouco para seus vizinhos, agora olha menos ainda. Mergulhado na polarização entre bolsonaristas e antibolsonaristas, e nas sucessivas turbulências que marcam esse atormentado governo (que incluem debates sobre negacionismo, politização de vacinas e outra possibilidade de impeachment), o Brasil pouco tem se interessado pelos países que o circundam, o que continua sendo não apenas uma pena, mas um desperdício com relação a maneiras de enfrentar inimigos comuns.

Entre os países do Mercosul, seria desejável formular uma nova maneira de se relacionar comercialmente com o mundo. Não teria sido melhor para todos os países-membros, por exemplo, terem negociado juntos a compra das vacinas contra o coronavírus? Ou, pelo menos, terem coordenado entre si a maneira como funcionaria a questão das fronteiras e dos transportes na nova situação? Com a Colômbia, por exemplo, seria possível aprender a lidar com conflitos; ou a revitalizarem-se cidades destruídas pelo crime organizado, como os colombianos souberam fazer com Medellín. Com a Bolívia, ter dicas de como integrar à sociedade vozes até aqui ignoradas — e assim por diante.

Falta, e muito, integração não apenas em termos políticos e econômicos, mas também em intercâmbios culturais e universitários. E, é claro, conhecimento do que se passa além das fronteiras de cada um dos países da região.

Impressão e Acabamento:
GRÁFICA E EDITORA CRUZADO